Fun Factory

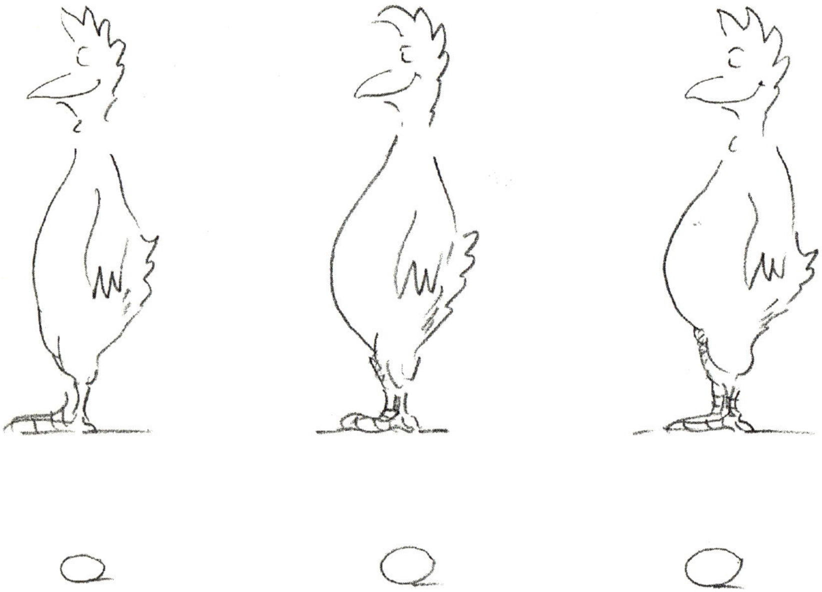

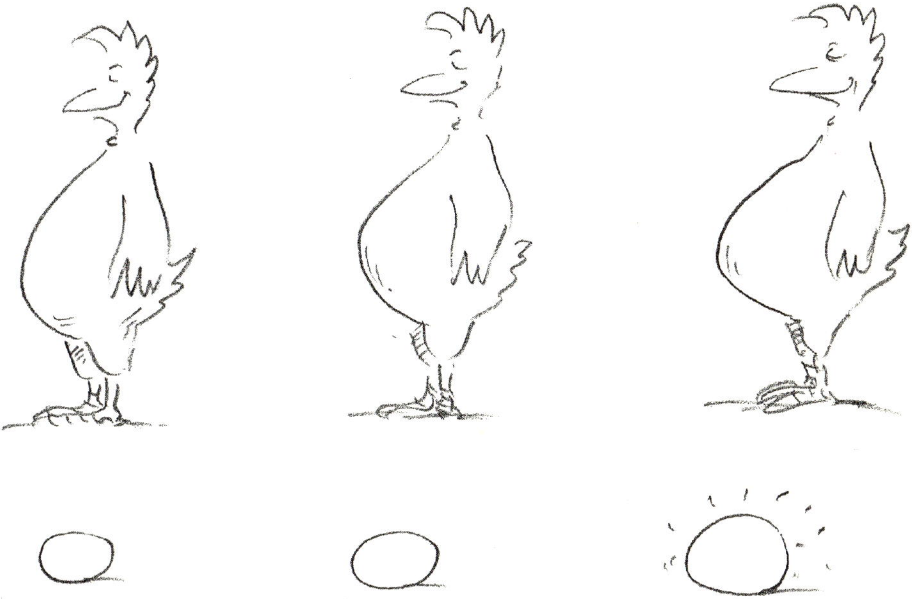

Peter Gaymann

HERZLICH WILLKOMMEN!

Ullstein

Ullstein Buchverlage GmbH & Co. KG,
Berlin
Taschenbuchnummer: 36216

Ungekürzte Taschenbuchausgabe
Januar 2000

Umschlaggestaltung: Tandem Design
Illustration: Peter Gaymann

Printed in Germany 2000

Satz: LVD GmbH, Berlin
Druck und Bindung: Clausen & Bosse, Leck

ISBN 3 548 36216 8

Gedruckt auf alterungsbeständigem Papier
mit chlorfrei gebleichtem Zellstoff

Die Deutsche Bibliothek – CIP-Einheitsaufnahme

Gaymann, Peter: Herzlich willkommen! / Peter Gaymann. –
Ungekürzte Taschenbuchausg. – Berlin: Ullstein, 2000
(Ullstein-Buch; 36216)
ISBN 3-548-36216-8

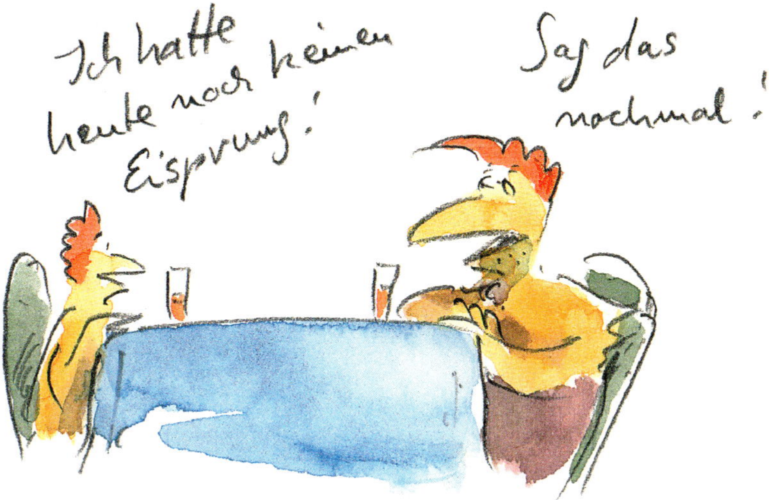
Ich hatte heute noch keinen Eisprung!
Sag das nochmal!

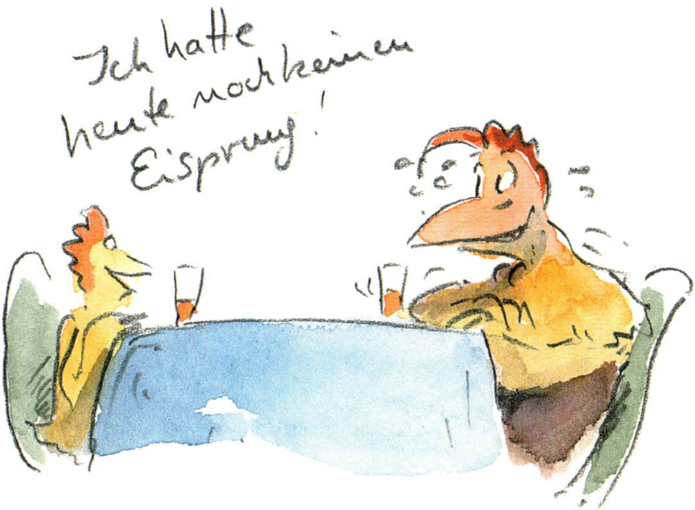
Ich hatte heute noch keinen Eisprung!

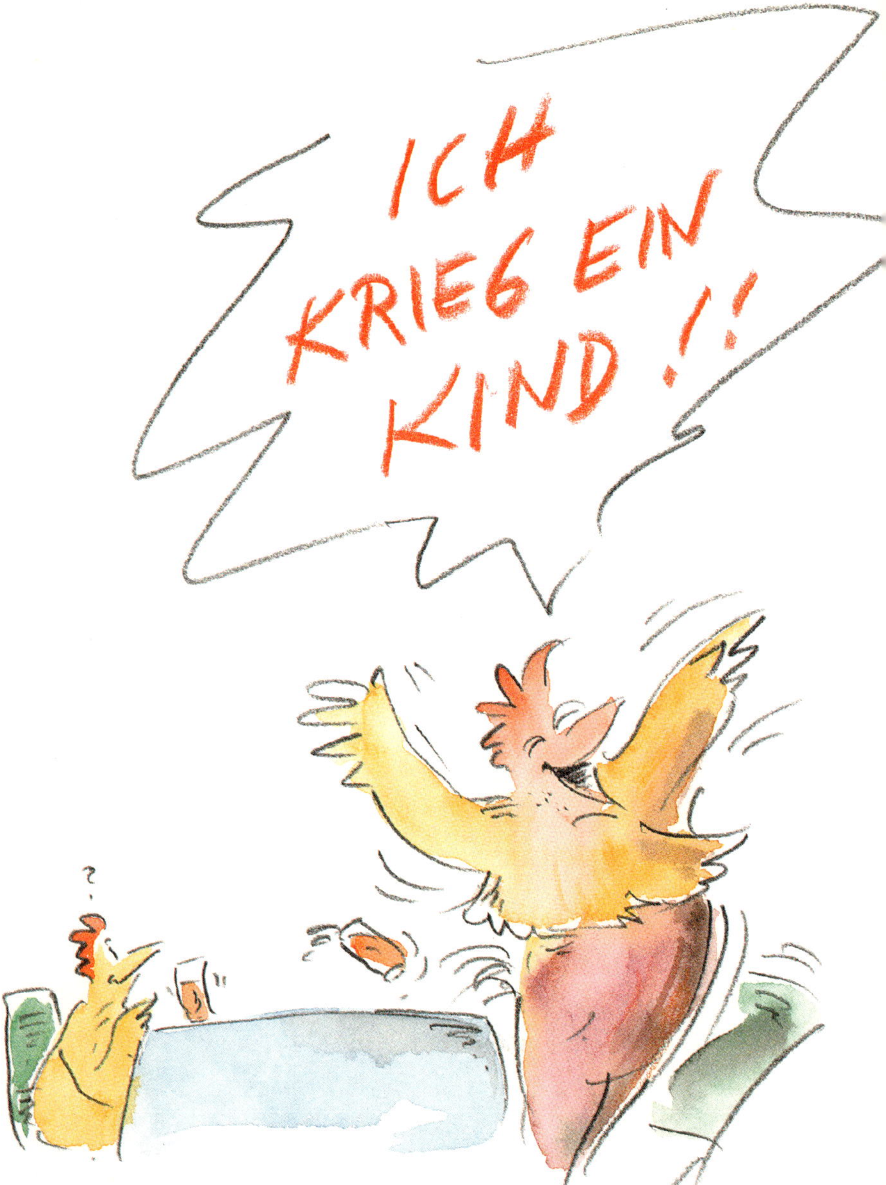
ICH KRIEG EIN KIND !!

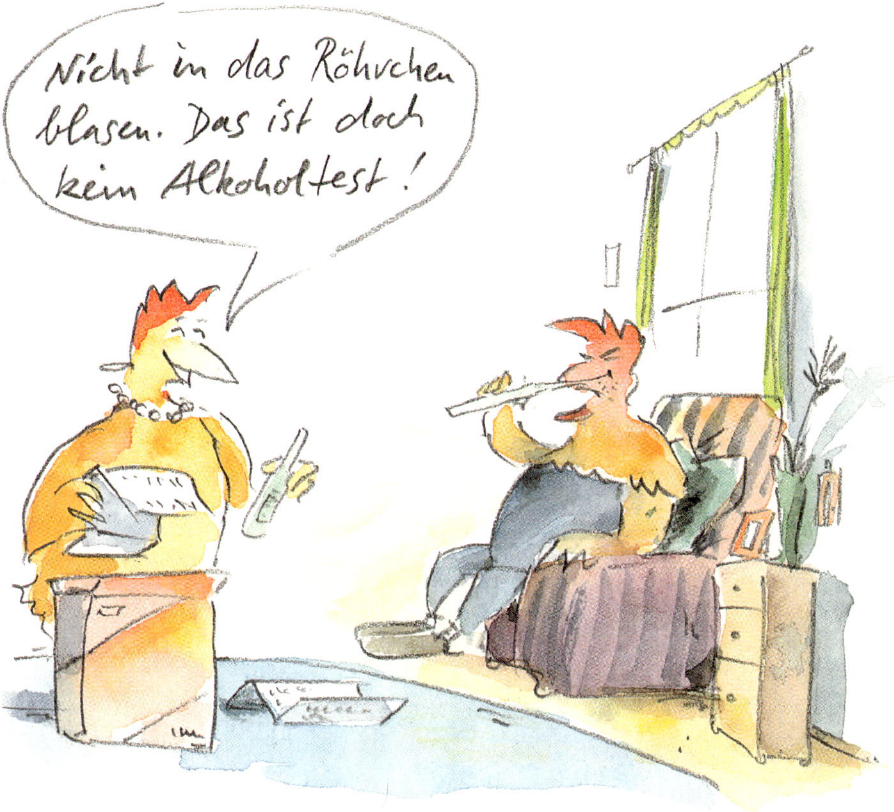
Nicht in das Röhrchen blasen. Das ist doch kein Alkoholtest!

Nehmen wir mal an, Ihr Mann hat immer recht, dann sind Sie ab sofort in anderen Umständen. Unter Umständen hat sich Ihr Mann aber auch schon mal geirrt, selbst wenn er das vielleicht nicht weiß. In einem solchen Fall sollten Sie sofort eine Apotheke aufsuchen und nach einem Schwangerschaftstest verlangen. Wie er funktioniert, können Sie der Packungsbeilage entnehmen.

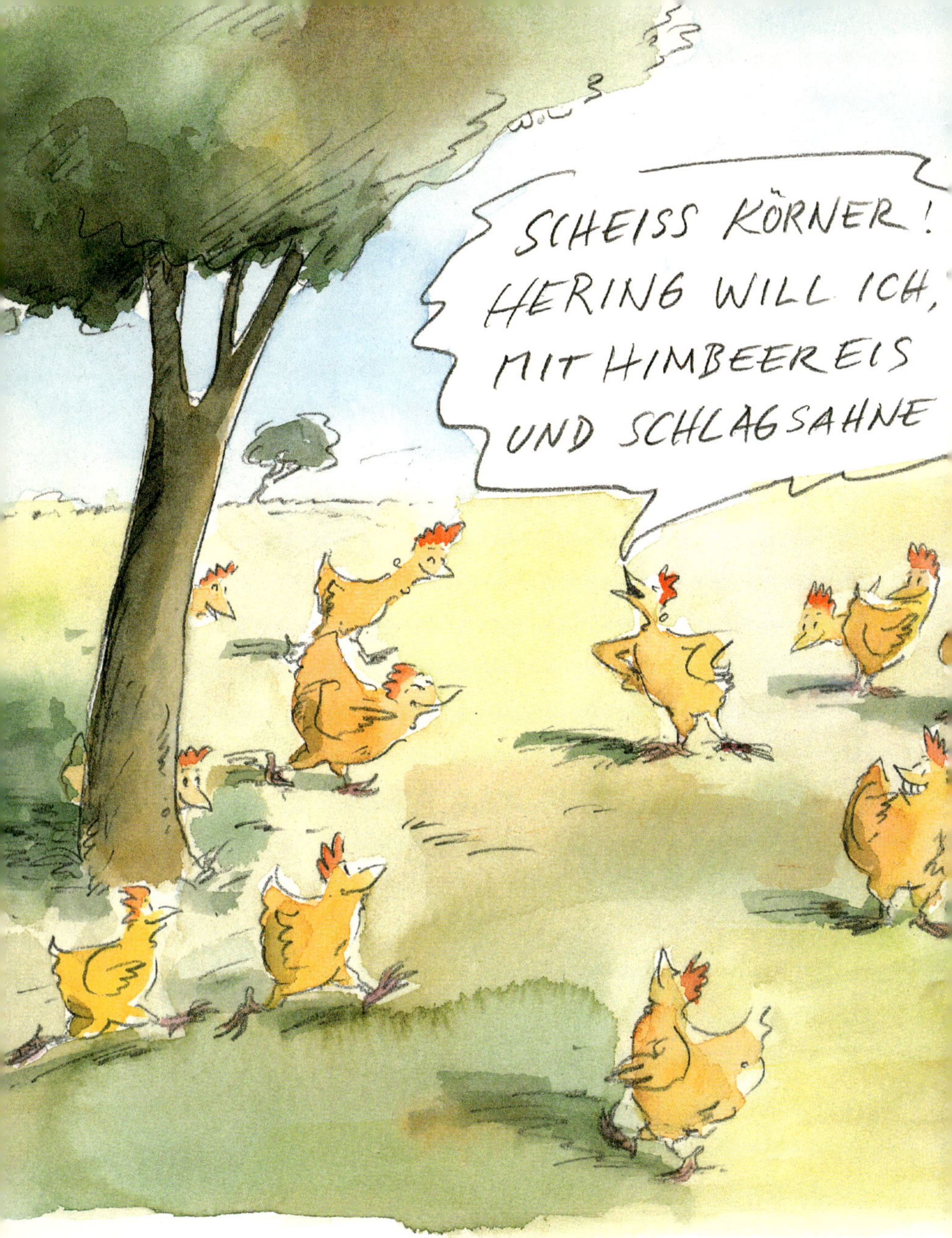

Wenn bei Ihnen jetzt auch noch die ›Saure – Gurken – Zeit‹ und bei Ihren Freundinnen das Dauergrinsen ausbricht,

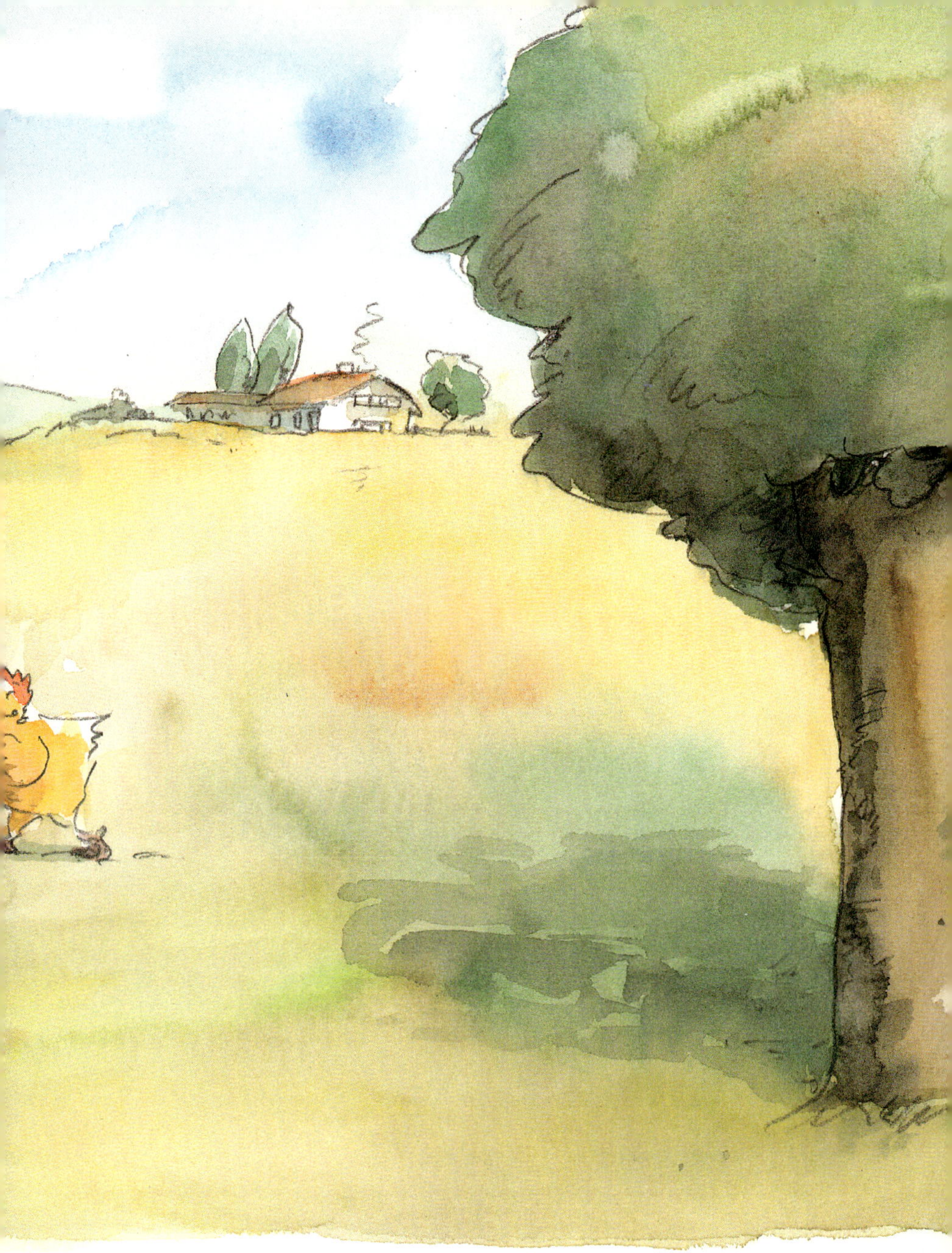

ist endgültig jeder Irrtum ausgeschlossen. Sie sind ab sofort echt total schwanger!!! Ei wir gratulieren!

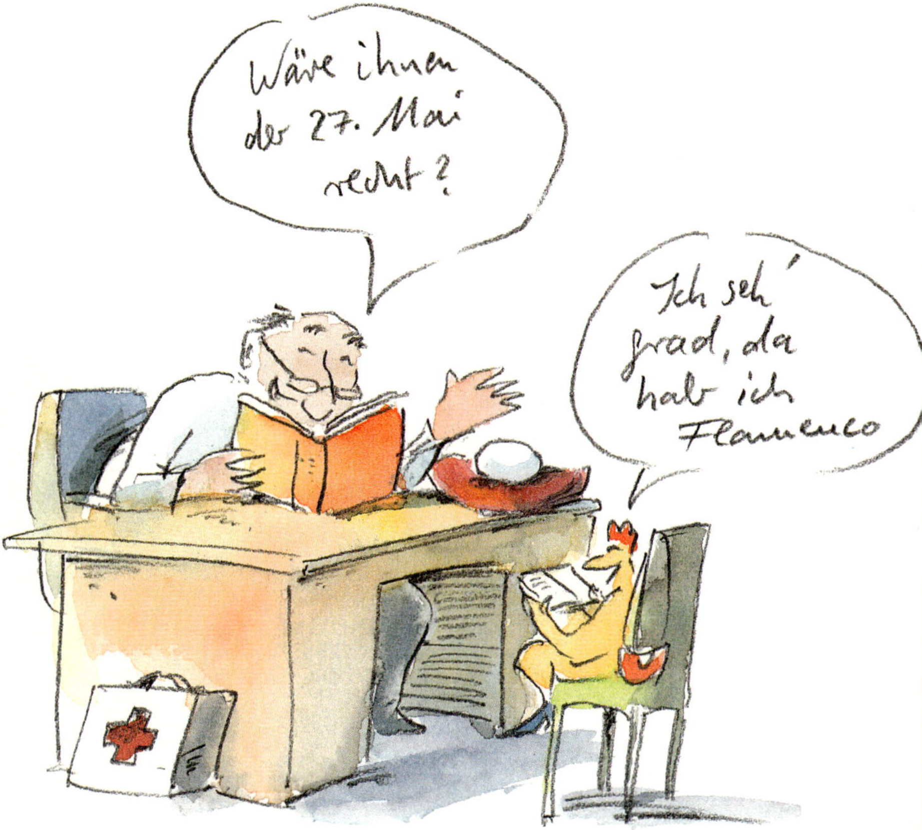
Wäre ihnen der 27. Mai recht?
Ich seh' grad, da hab ich Flamenco

Der Rest ist Formalität. Ein Veterinär Ihres Vertrauens wird Ihr Ei unter die Lupe nehmen, die Schwangerschaft mit Brief und Siegel bestätigen und schon mal einen geeigneten Geburtstermin mit Ihnen vereinbaren. Danach dürfen es alle wissen!

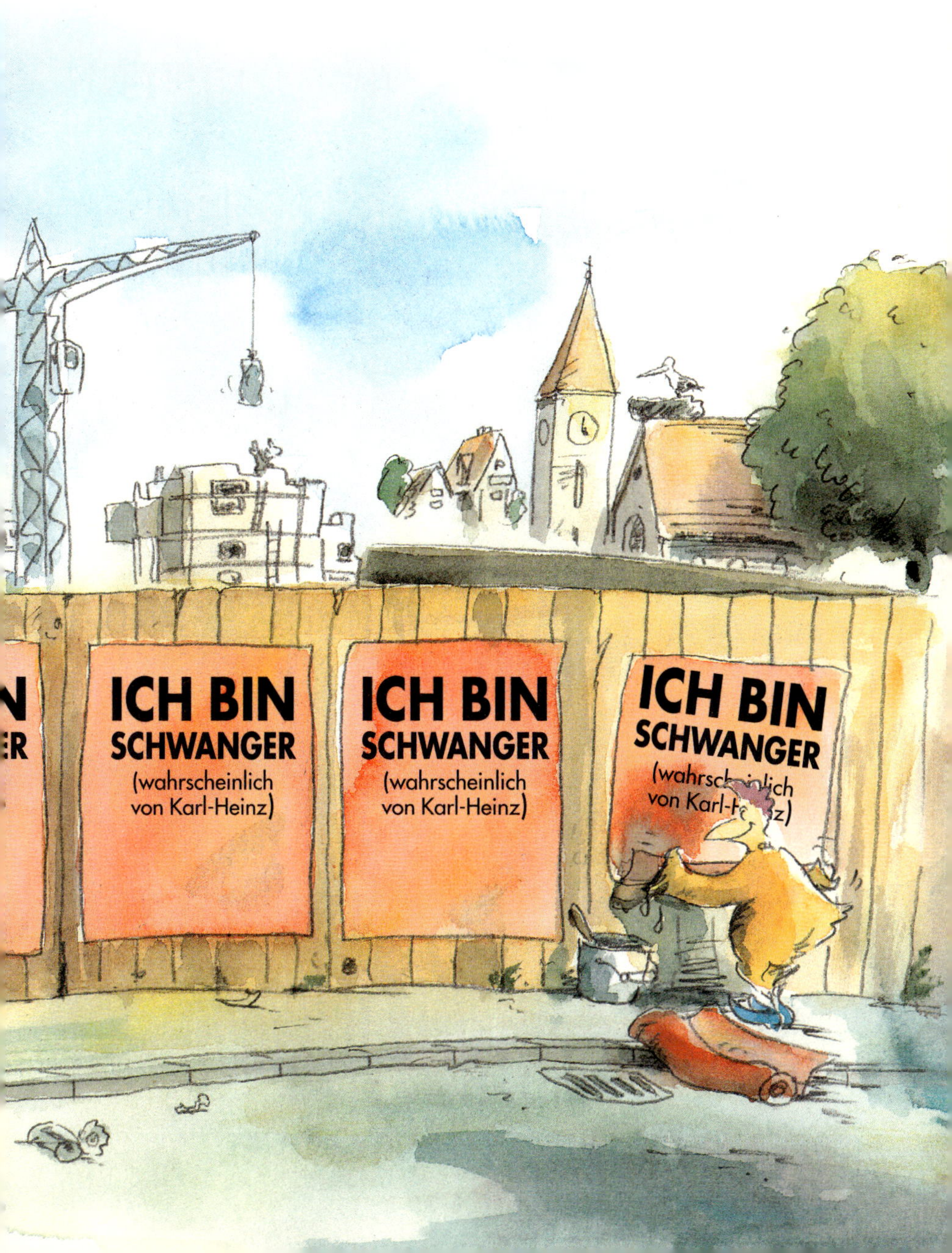
ICH BIN
SCHWANGER
(wahrscheinlich
von Karl-Heinz)
ICH BIN
SCHWANGER
(wahrscheinlich
von Karl-Heinz)
ICH BIN
SCHWANGER

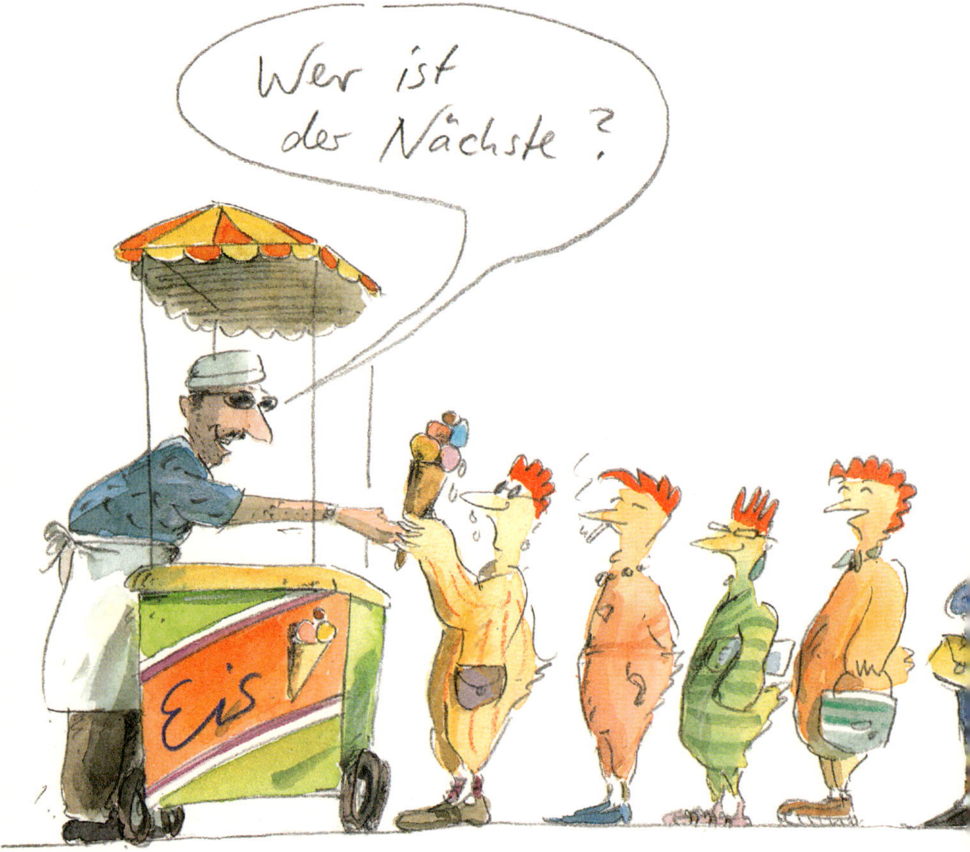
Wer ist der Nächste?
Eis

Jede werdende Mutter sollte stets ihren Mutterpass bei sich tragen. Für die Dauer von neun Monaten berechtigt Sie dieses Dokument zu normalerweise nur Männern vorbehaltenen Grenzüberschreitungen. Zum Beispiel zu ungestraftem Vordrängeln in Warteschlagen, Sitzenbleiben in vollen Straßenbahnen und zum Rumkommandieren der ganzen Familie.

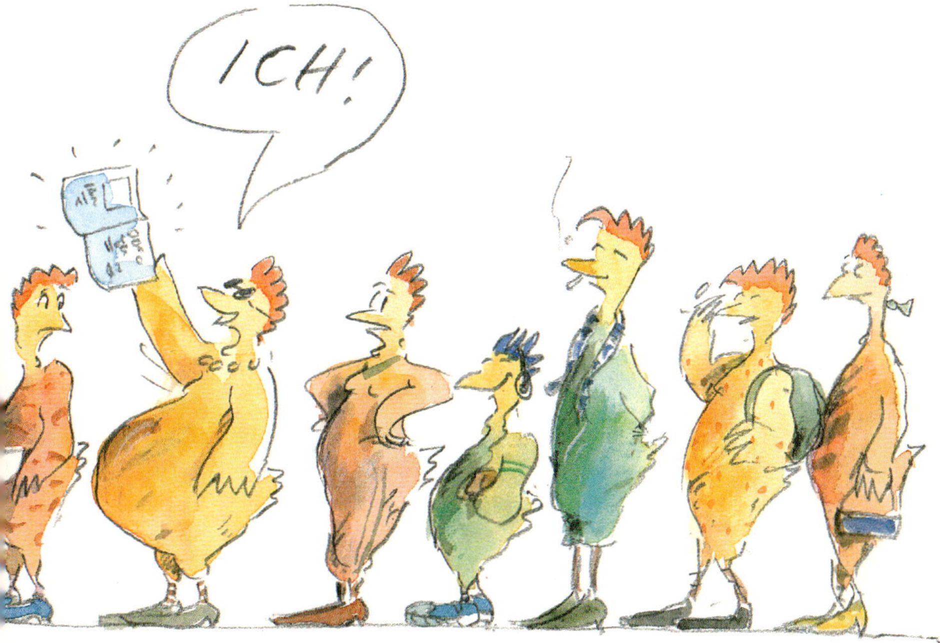

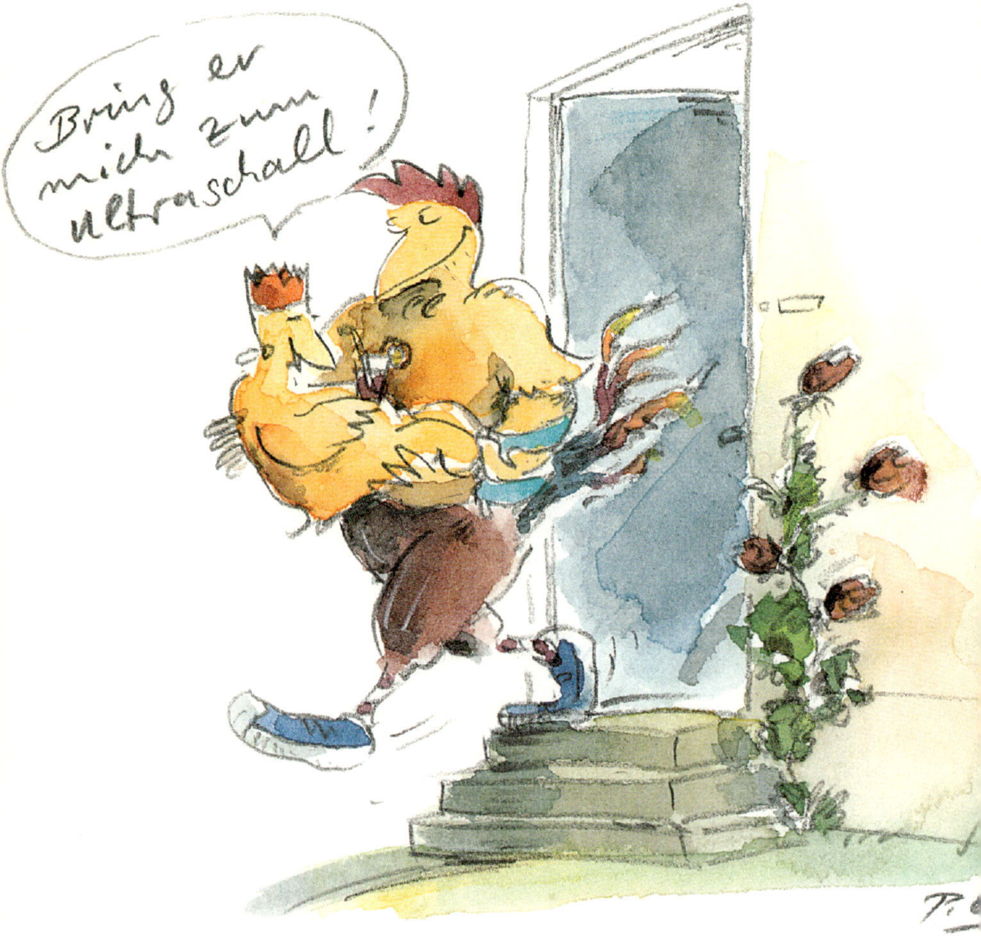

Die erste Zeit der Schwangerschaft erleben Sie quasi schwebend. Sie werden wie eine Königin behandelt. Genießen Sie es, verwöhnt zu werden. Lassen Sie sich von ihm auf Händen tragen, solange er Sie noch hochheben kann.

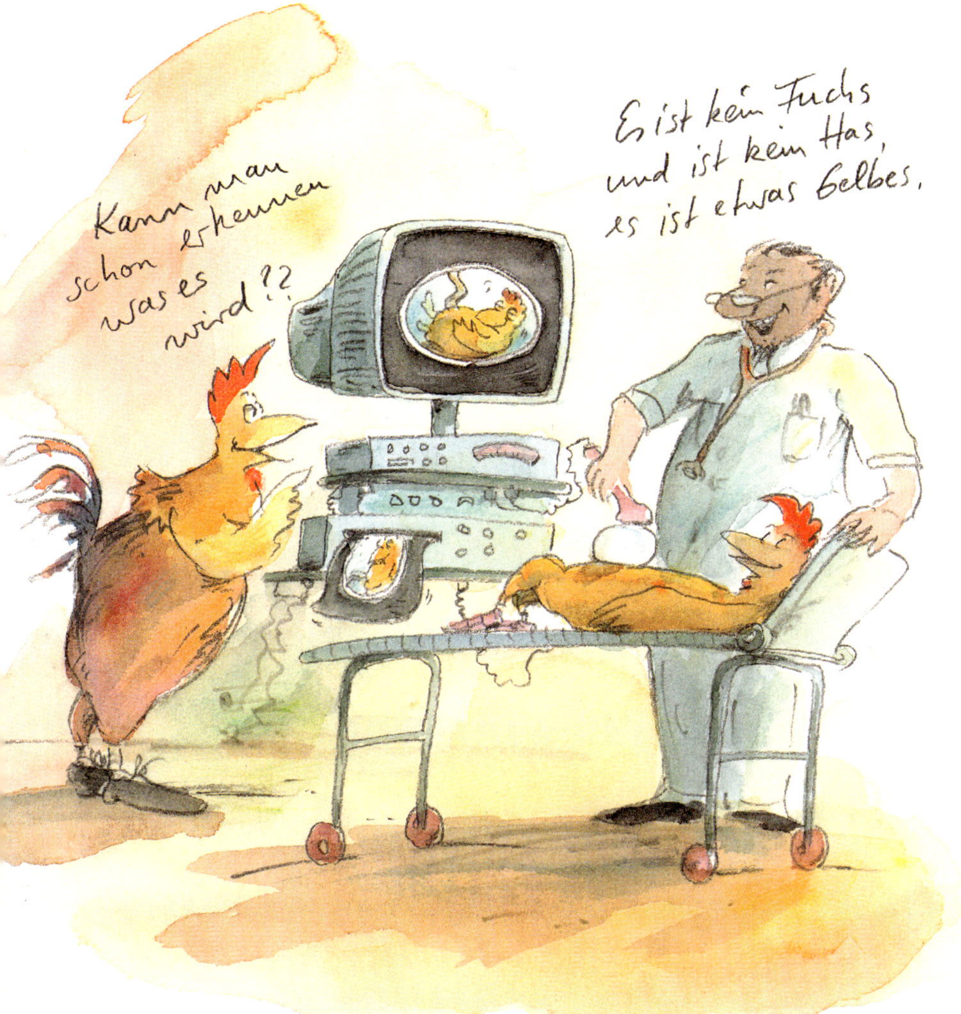
Kann man schon erkennen was es wird??
Es ist kein Fuchs und ist kein Has, es ist etwas Gelbes.

Beim ersten Einblick hat meist nur der Arzt den richtigen Durchblick. Wenn die Nabelschnur ordnungsgemäß angeschlossen ist und das Kind bequem liegt, können Sie ruhig abwarten, wie sich alles weiter entwickelt. Erst ab dem siebenten Monat kann eindeutig festgestellt werden, ob es ein Junge oder ein Mädchen wird, bis dahin bleibt das Ganze ein Überraschungsei.

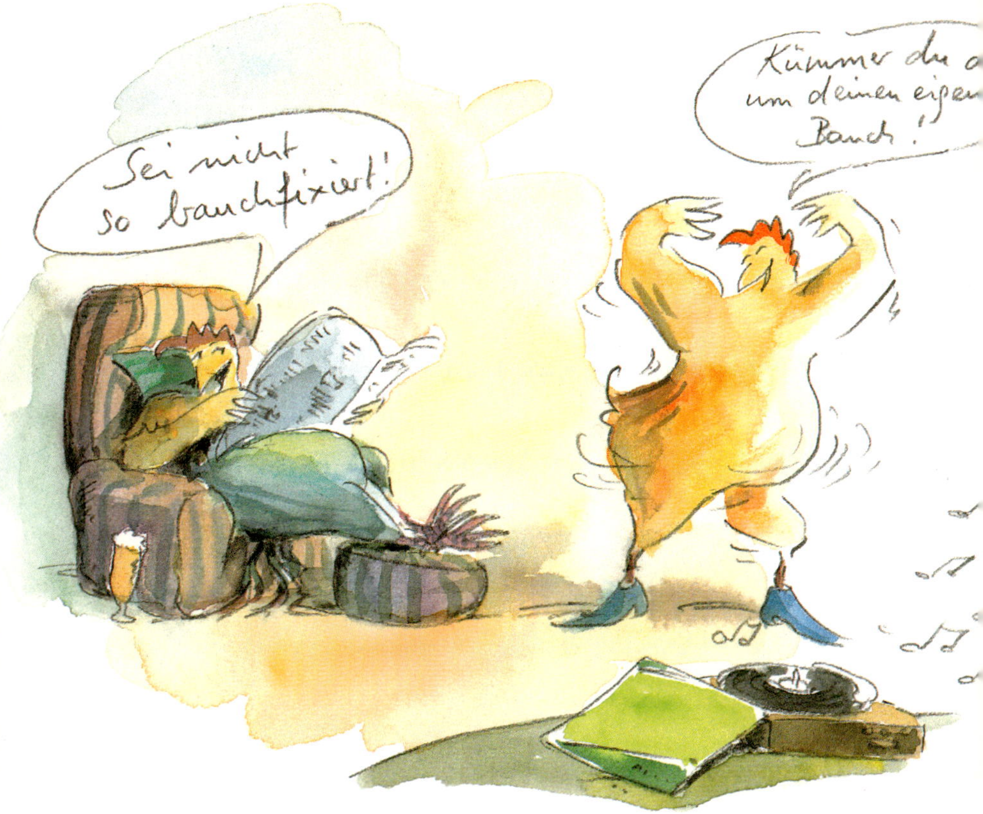

So weit alles klar. Und was jetzt? Neun Monate Däumchendrehen geht nicht – oder haben Sie schon mal ein Huhn mit Däumchen gesehen? Unser Tip: nutzen Sie die erste Zeit der Schwangerschaft ganz für sich allein (gilt leider nur für Erstgebärende). Alles geht noch: Trimmen, Träumen, Turnen … Oder wie wär's mit Tanzen? Bauchtanz z. B. bietet Ihnen eine erstklassige Möglichkeit, den ersten dezenten Bauchansatz wirkungsvoll in Szene zu setzen.

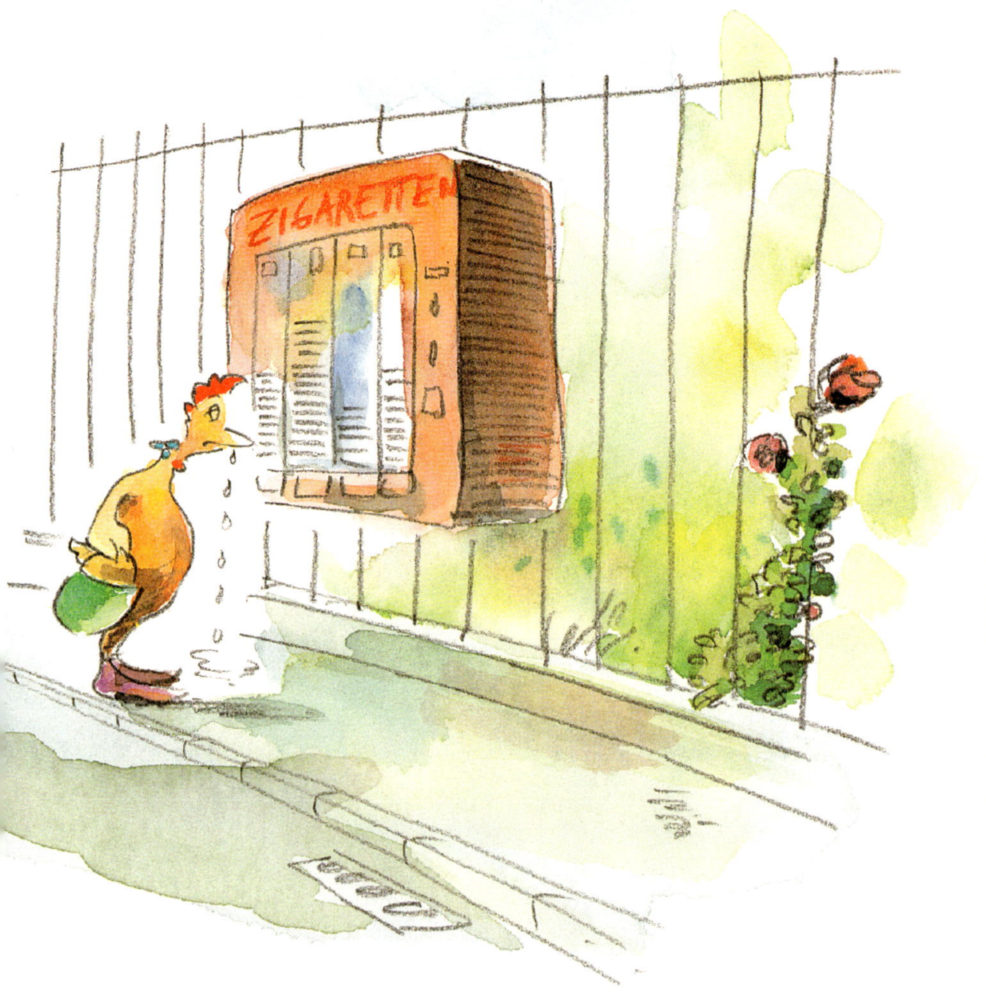

Kein Egotrip ohne Handbremse. Ab sofort gilt leider völliges Rauchverbot, und auch das mit dem Trinken ist jetzt erstmal gegessen. Macht nichts, Whisky ohne Zigarette kommt sowieso verdammt uncool. Wir empfehlen ab sofort Vitamine statt Vino.

Oder teilen Sie sich doch einfach mit Ihrem Baby ein Fruchtwasser.

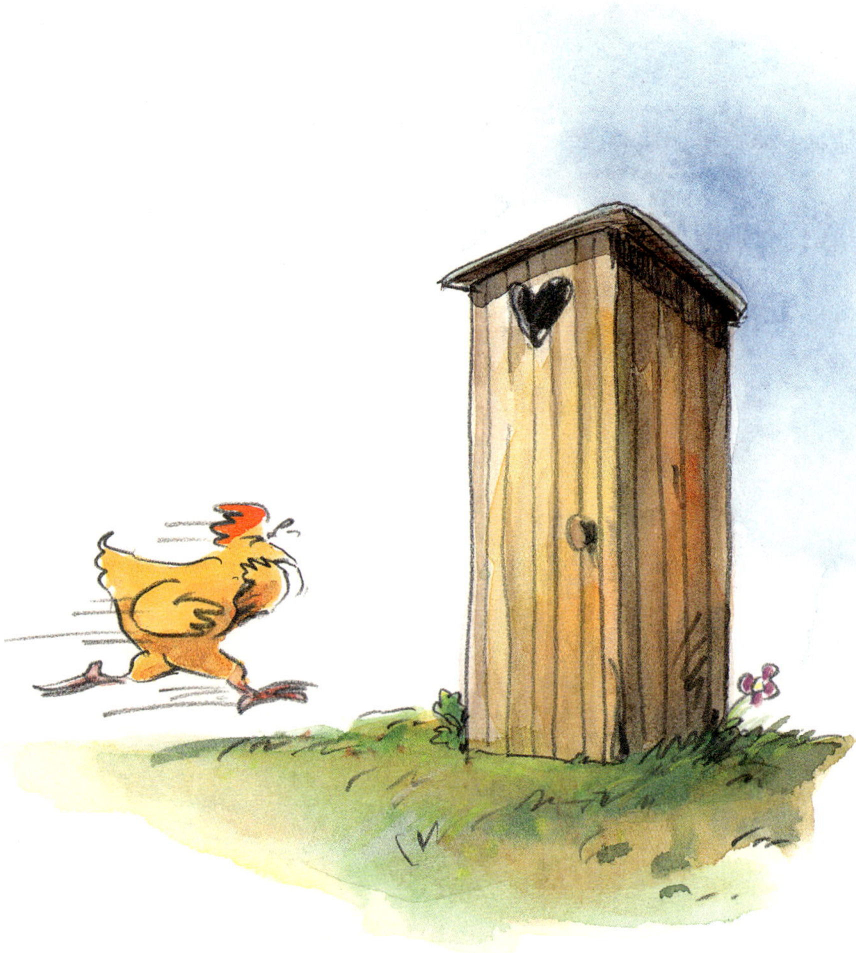

Übel dran ist, wem übel ist. Es muß nicht unbedingt die saure Gurke gewesen sein, mit der Sie das Puddingteilchen garniert haben. Bevor Sie niederkommen, kann manchmal auch das gesündeste Essen schneller wieder hochkommen, als Sie es runterbekommen. Richten Sie sich doch einfach auf Ihrem stillen Örtchen häuslich ein. Bei IKEA gibt es herzige Wohnklos in individuellen Designs schon ab 99 Mark. Nicht übel, oder?

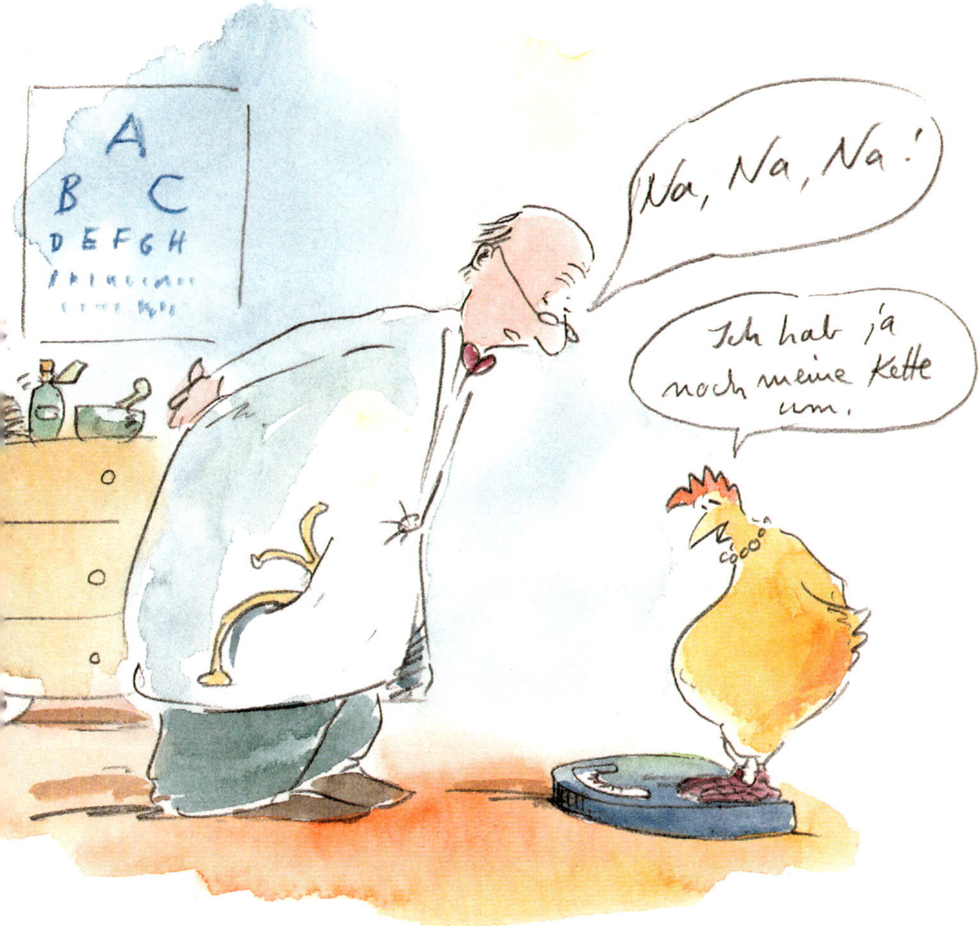
Na, Na, Na!
Ich hab ja noch meine Kette um.

Wenn nicht der Mageninhalt, so fällt doch Ihr Bauchinhalt zunehmend ins Gewicht. Das ist ganz normal, Sie sind ja mittlerweile zu zweit auf der Waage und wer keine Taille mehr hat, muß endlich auch auf keine achten.
Trotzdem aufpassen, daß Sie im Laufe der nächsten Monate Ihr Lebendgewicht nicht verdoppeln!
Sonst müssen Sie sich hinterher die Diäten erhöhen.

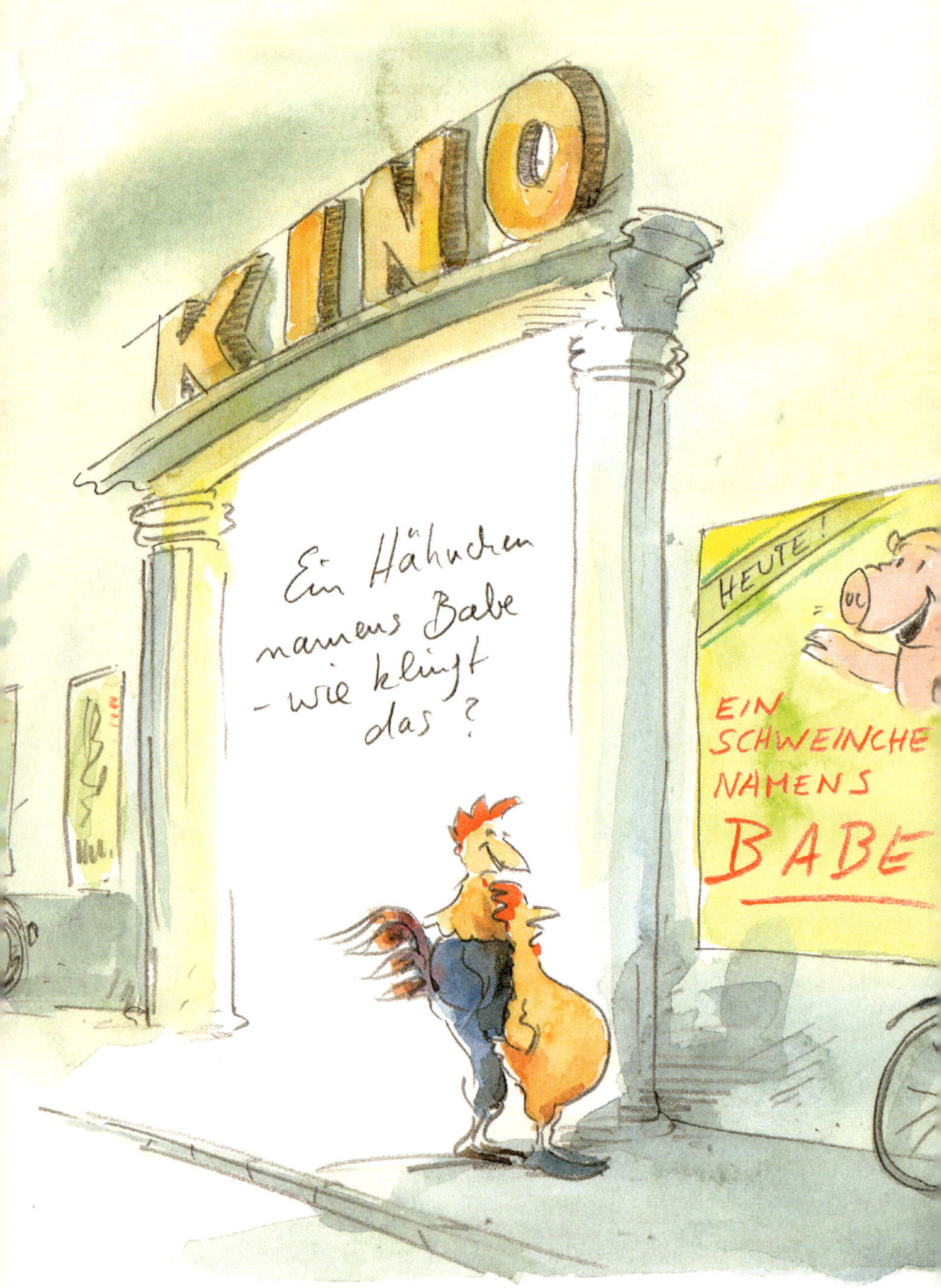
KINO
Ein Hähnchen namens Babe – wie klingt das?
HEUTE!
EIN SCHWEINCHE
NAMENS
BABE

Namenssuche. Ganz schwieriges Thema.
Wie wär's mit ›ein Huhn namens Beethoven‹?
Quatsch – war ja ein Mann. Oder Maja?
Klingt nach Biene. Pu nach Bär, Donald nach Ente,
Hans klingt nach Meiser, Abraxas nach Rabe.
Vielleicht Eggehard. Dann hähnseln sie ihn wieder
mit Eggi. Oder Huhnigunde? Zu altmodisch.
Ich glaub, ich hab's: Eileen! – Oder?

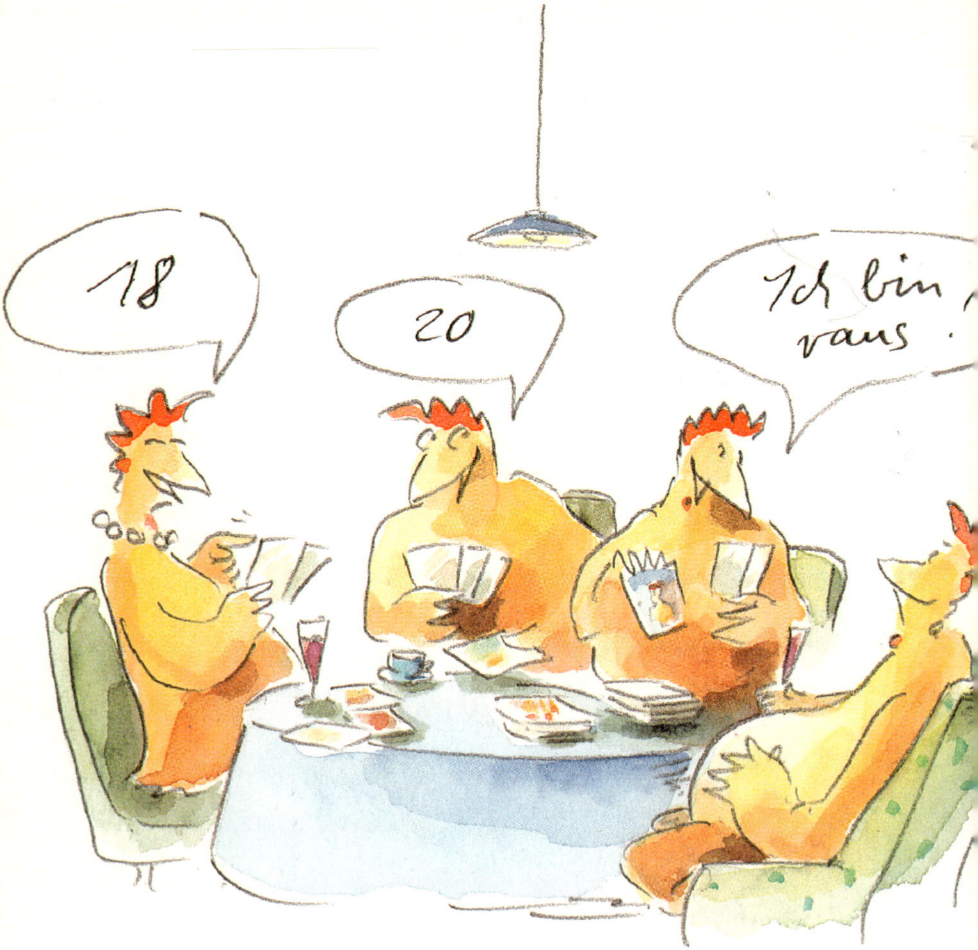

Das Bild täuscht. Hier wird nicht gepokert, sondern geprahlt, die Damen trumpfen gerade mit ihren herzigen Buben auf. Frau spielt mit offenen Karten, was Fotos und Fakten angeht: Geburtsdauer, -gewicht und Kopfumfang zeigen den eingebrachten Einsatz. Solange Sie dabei noch nicht mitbieten können, bieten Sie einfach etwas an, z. B. eine Runde Prosecco und Kaiserschnittchen.

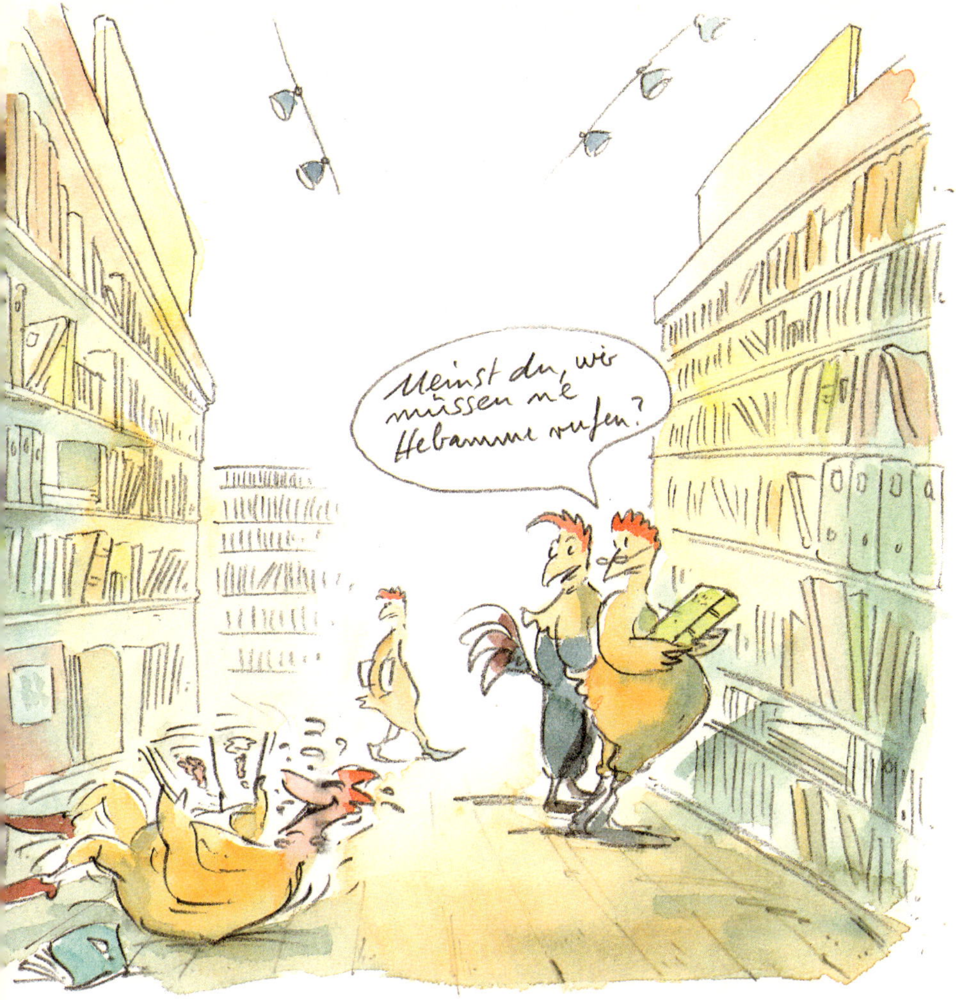

Falls danach noch Fragen offenbleiben, finden Sie in Ihrer Buchhandlung unter der Rubrik ›Schöner Schwanger‹ alles über ›Die Hohe Kunst der Niederkunft‹, pränatale Masern oder die 50 besten Rezepte für Mutterkuchen.
Achten Sie aber auch bei Gehirnnahrung auf Zusammensetzung und Verträglichkeit. Falls Sie Lust auf etwas Leichtverdauliches haben, können Sie sich in der Cartoonabteilung rezeptfrei etwas herauspicken. Was die Nebenwirkungen angeht: Lachen ist zwar ansteckend, aber Sie wollen ja ein fröhliches Baby, oder?

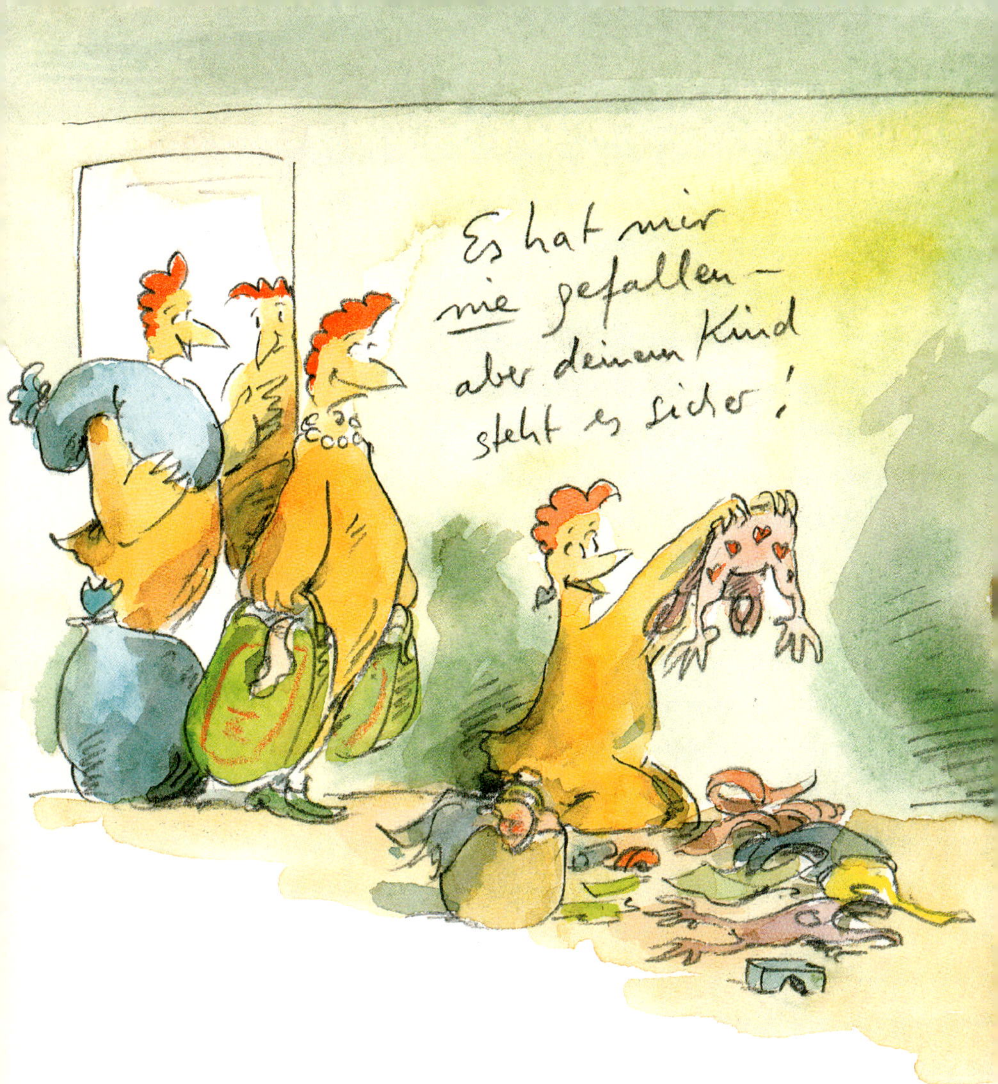
Es hat mir
nie gefallen –
aber deinem Kind
steht es sicher!

Schwangere werden manchmal mit Notstandsgebieten verwechselt – plötzlich hagelt es Kleider- und Sachspenden von allen Seiten. Dies ist die Stunde Ihrer Freundinnen, die Ihnen säckeweise ausrangierte Babysachen in die Wohnung schleppen. Machen Sie einen dankbaren Eindruck. Schmeißen Sie um Gottes Willen nichts davon weg. Packen Sie alles in andere Tüten und beglücken Sie damit eine schwangere Freundin …

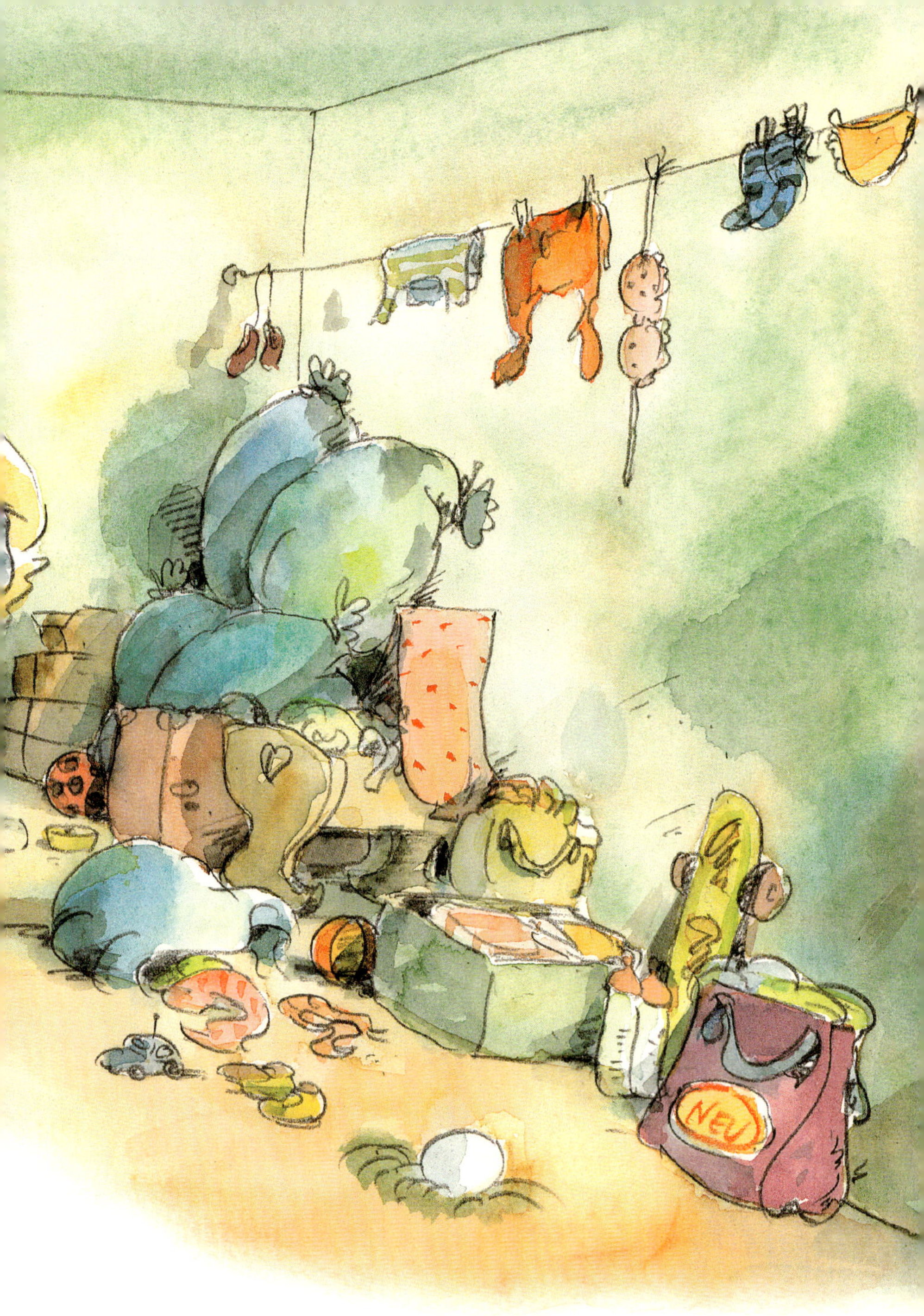
NEU

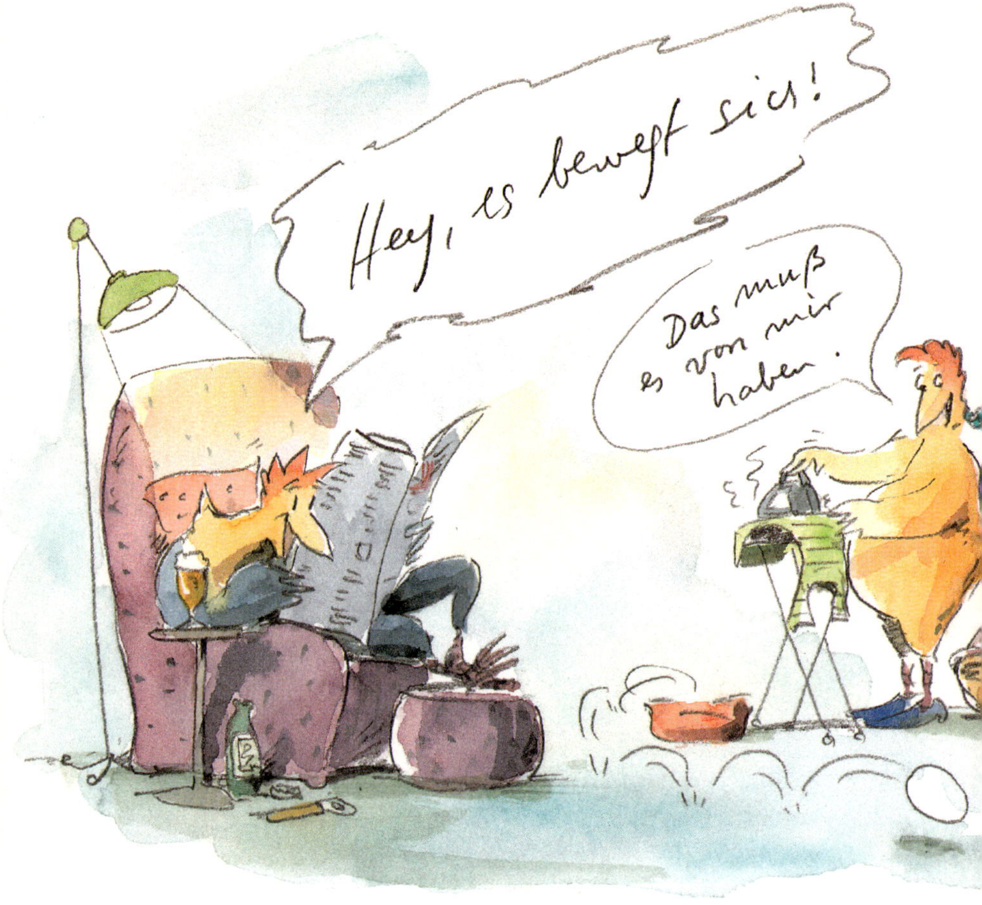
Hey, es bewegt sich!
Das muß es von mir haben.

Langsam kommt Bewegung in die Sache.

Trotzdem kennt jede Schwangere auch diese Tage:
Der Bauch drückt, der Busen spannt, und der Kamm schwillt.
Die Füße sind schwer und das Herz auch. Da hilft nur eins:
ab in die Stammkneipe. Tom Waits auflegen lassen und
ordentlich einen zur Brust nehmen.

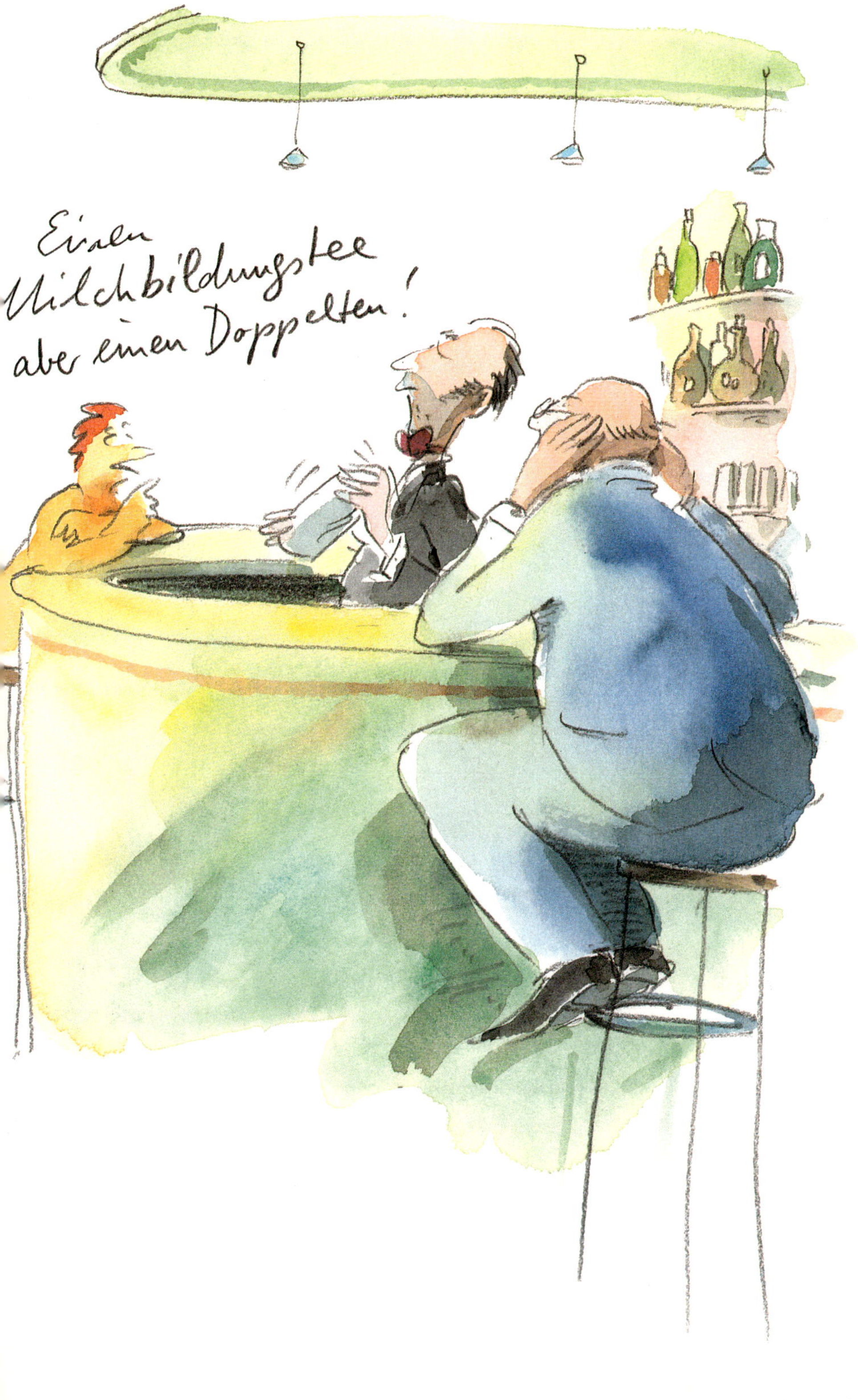
Einen Milchbildungstee aber einen Doppelten!

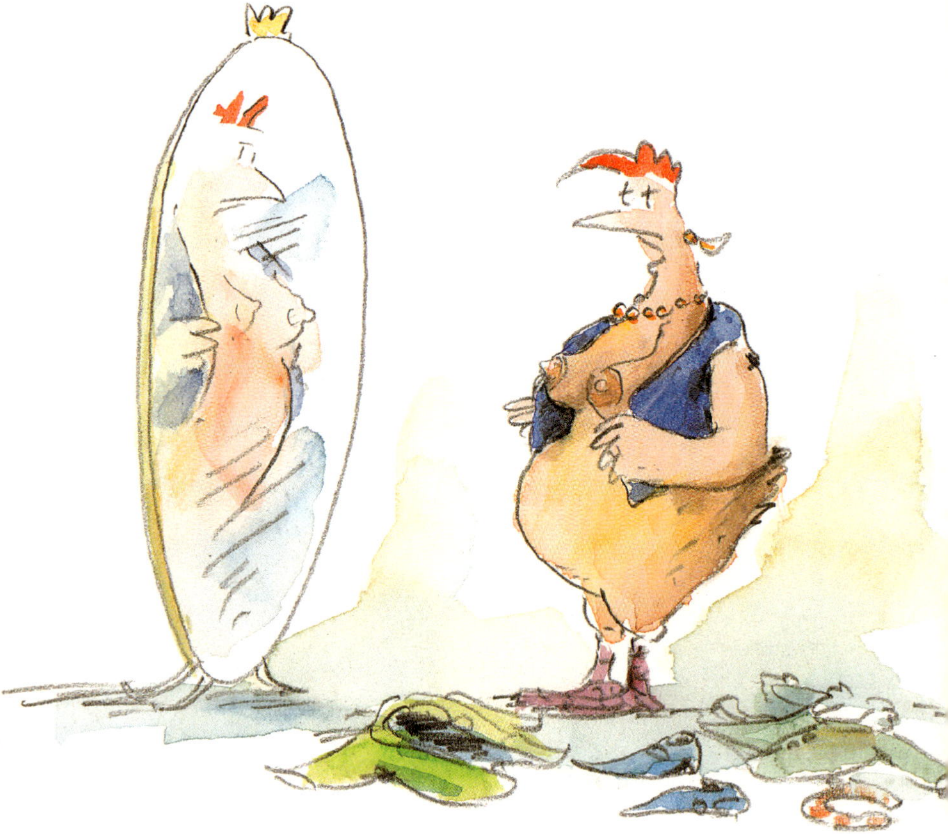

Ab 28. Woche:
Die engen Tops einmotten. Von Hühnerbrüstchen kann jetzt keine Rede mehr sein. Kaufen Sie genügend T-Shirts, Modell ›eggstra-large‹.

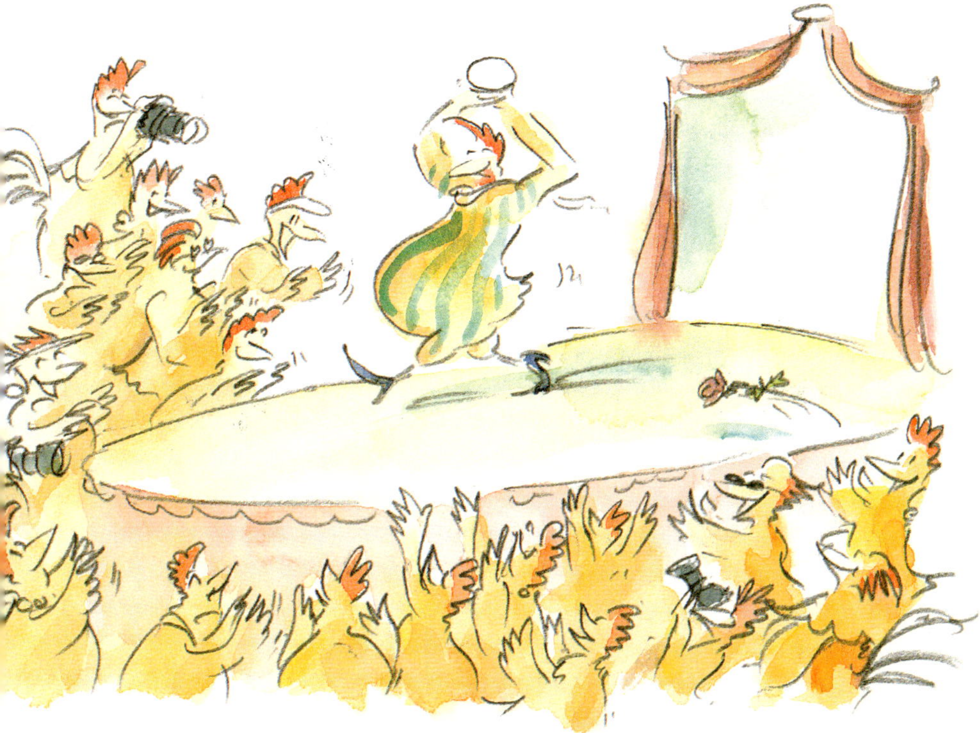

Umstandsmode ist mit Bauch leider auch nicht kleidsamer als ohne. Nämlich überhaupt nicht. Tragen Sie Ihren zunehmenden Bauch mit Längsstreifen und mit Fassung. Im nächsten Jahr haben Sie nicht nur Ihre Taille wieder, sondern dazu noch ein Baby im Arm.

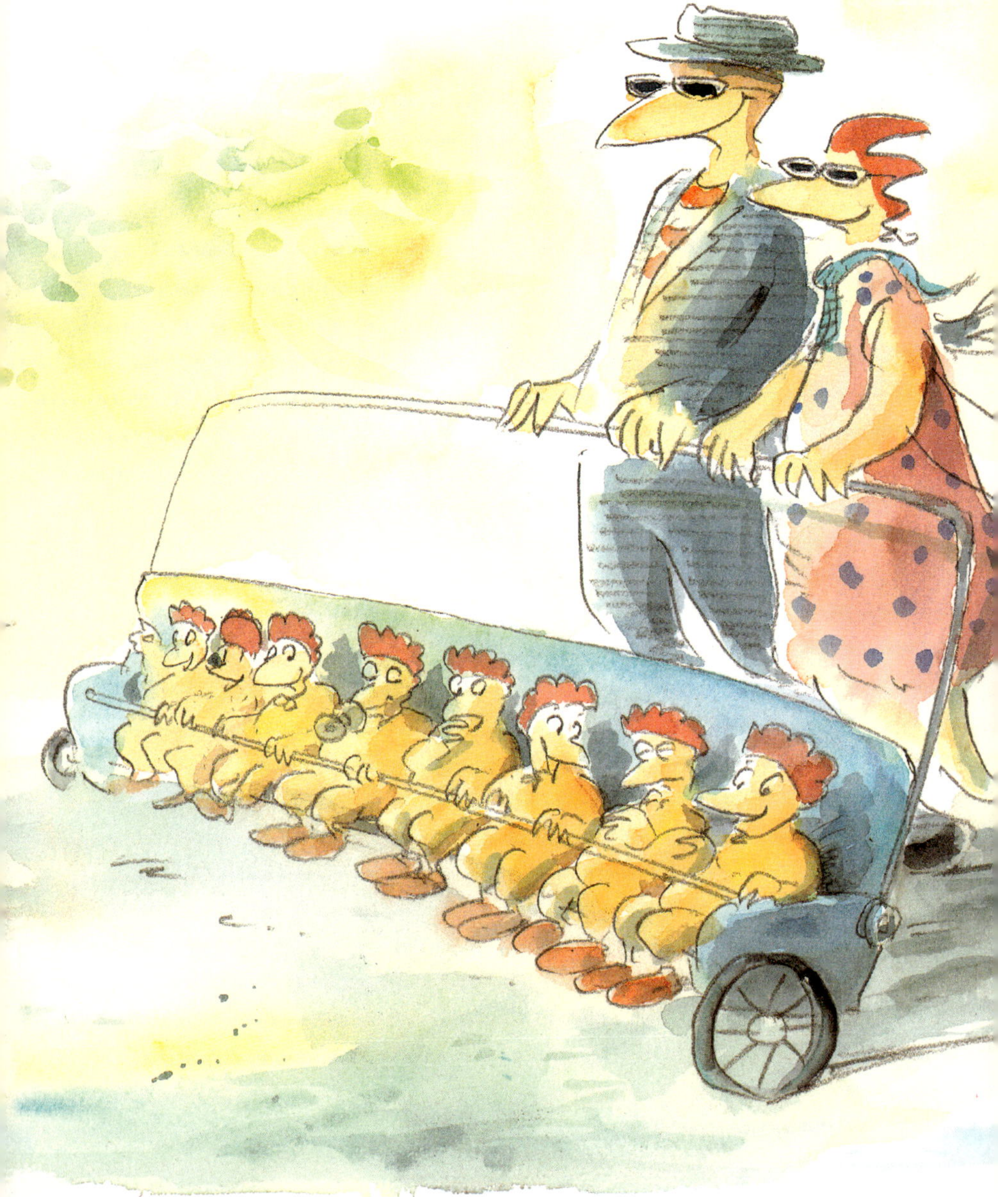

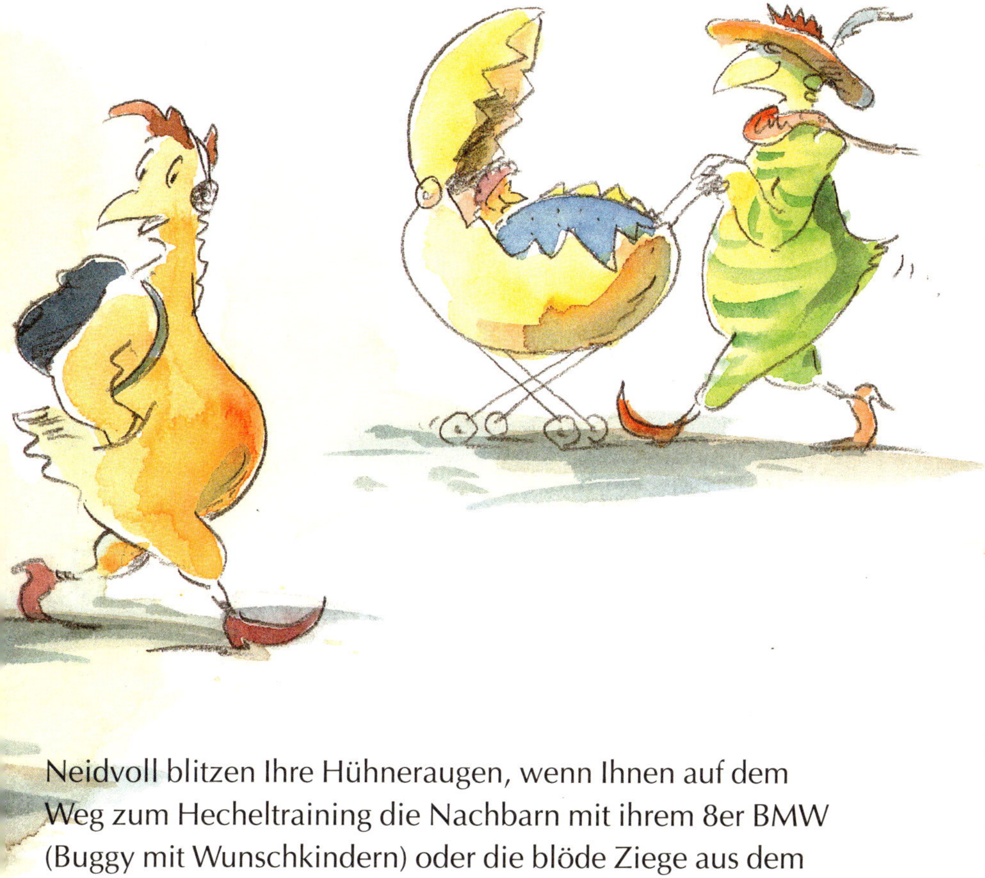

Neidvoll blitzen Ihre Hühneraugen, wenn Ihnen auf dem Weg zum Hecheltraining die Nachbarn mit ihrem 8er BMW (Buggy mit Wunschkindern) oder die blöde Ziege aus dem Nachbarstall mit ihrem Eilessi-Modell über den Weg laufen. Aber bald werden Sie auch zu den glücklichen Hühnern gehören, die mit stolz geschwellter Brust und abschwellendem Bauch ihren Winzling ausführen und vorführen. Trösten Sie sich inzwischen damit, daß er im Augenblick in seiner Original-verpackung bruch- und auslaufsicher am besten aufgehoben ist.

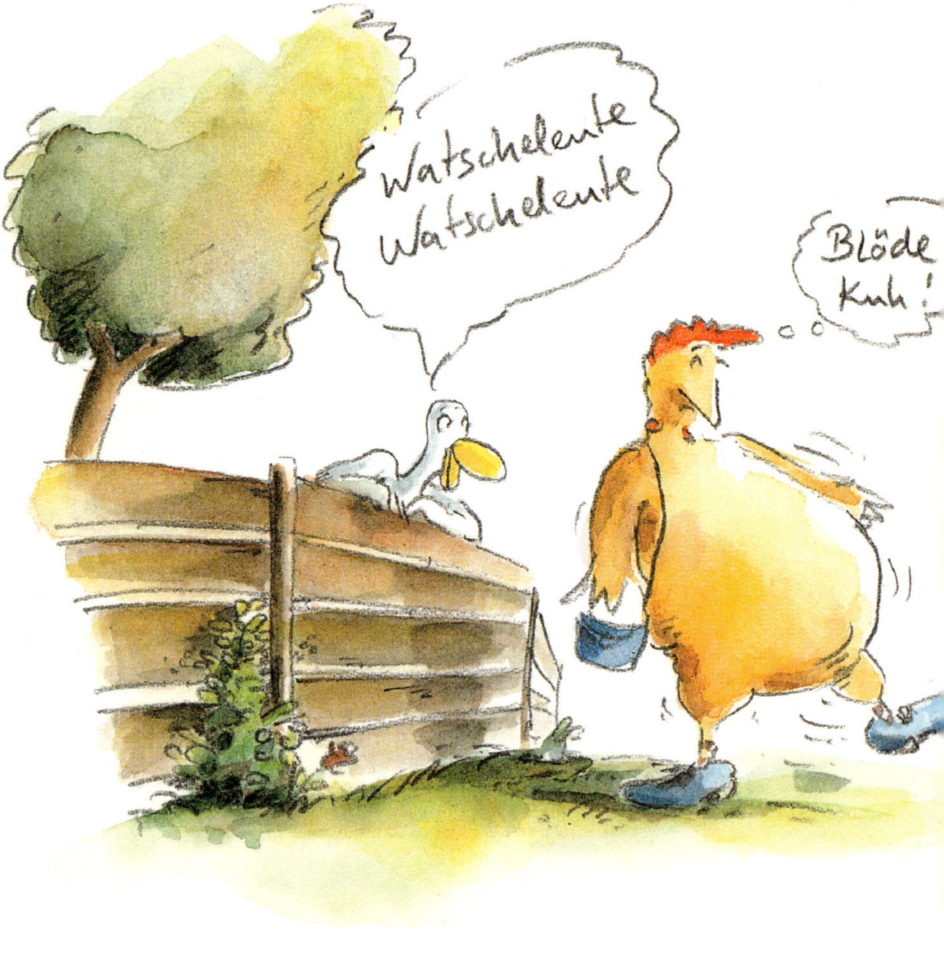

Ein kurzes Wort noch zum Thema Anmut in der Schwangerschaft. Je mehr Ihr Schwerpunkt sich nach vorne unten verlagert, desto mehr hat die Schwerkraft Sie in den Klauen. Werden Sie deshalb nicht schwermütig – das sind doch nur Äußerlichkeiten. Im Augenblick überwiegen bei Ihnen eindeutig und nachweislich die inneren Werte.

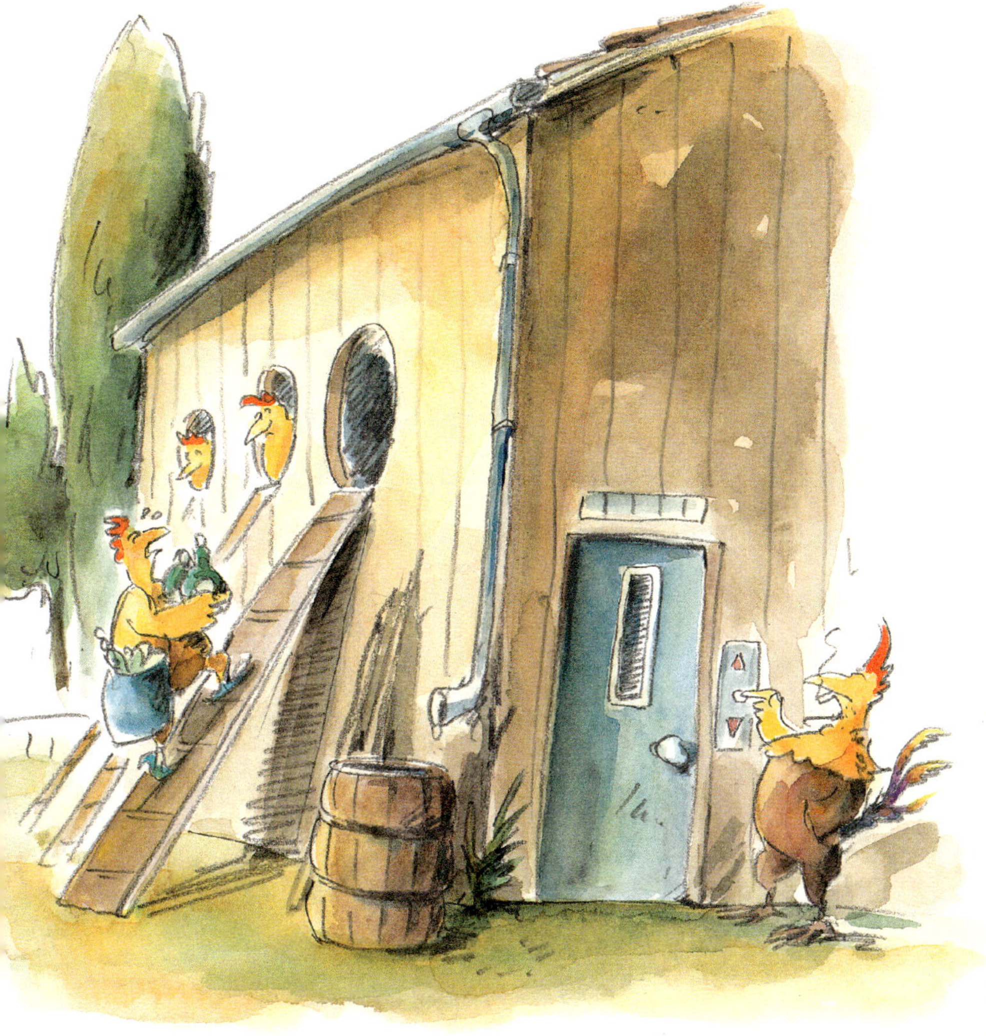

Kein falscher Ehrgeiz! Je schwerer der Bauch wird, desto leichter sollten Sie sich das Leben machen. Strengen Sie sich an, sich zu schonen (Ihr Mann weiß bestimmt, wie das geht).

Kapitel Sex! Kurze Stellungnahme:
Außer auf die Zigarette danach müssen Sie auf fast nichts verzichten. Im Liebes-Nest wird es zugegebenermaßen langsam etwas enger, aber dafür werden die intimen Stunden zu zweit unter anderen Umständen zum flotten Dreier.

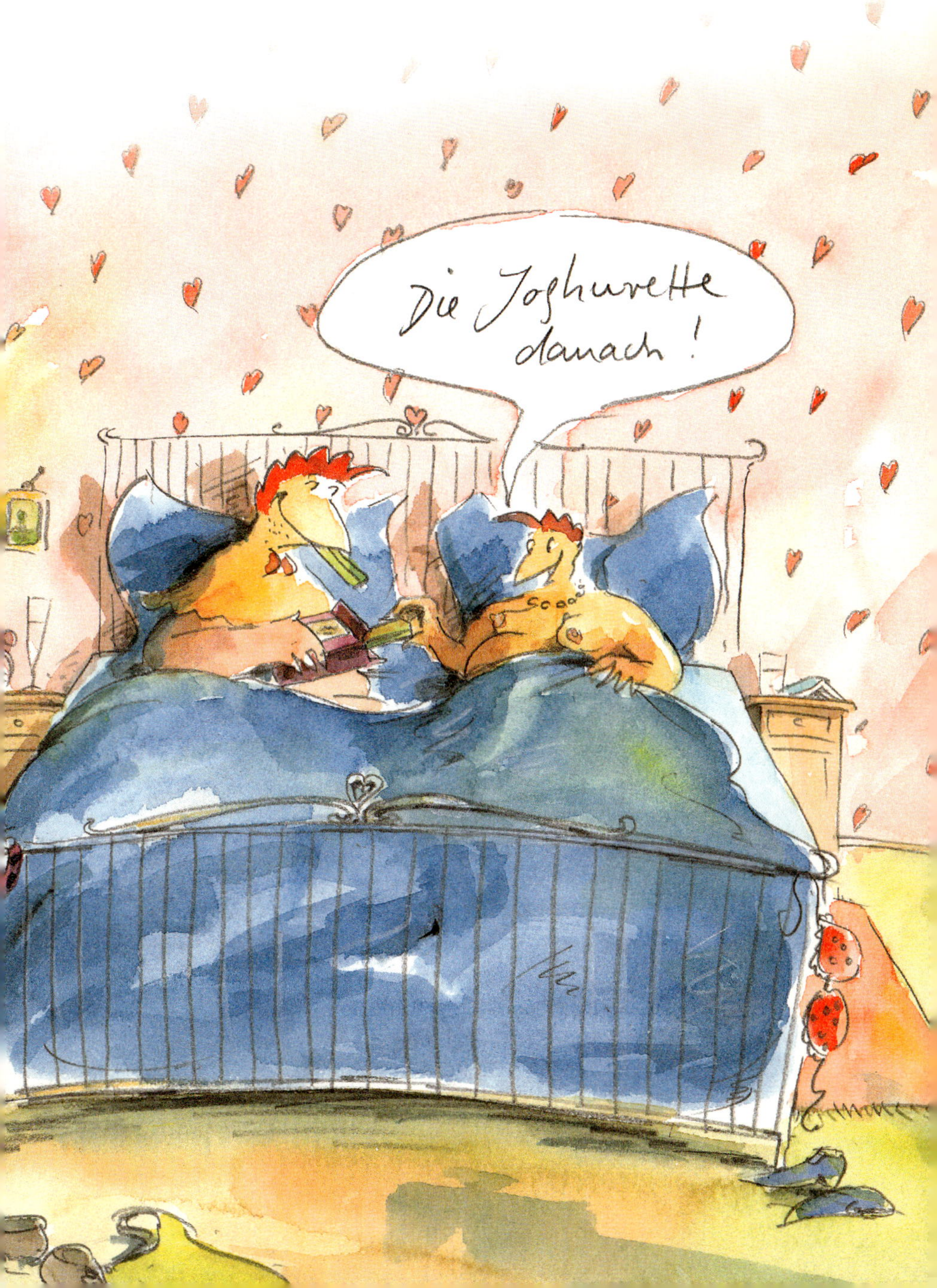
Die Joghurette danach!

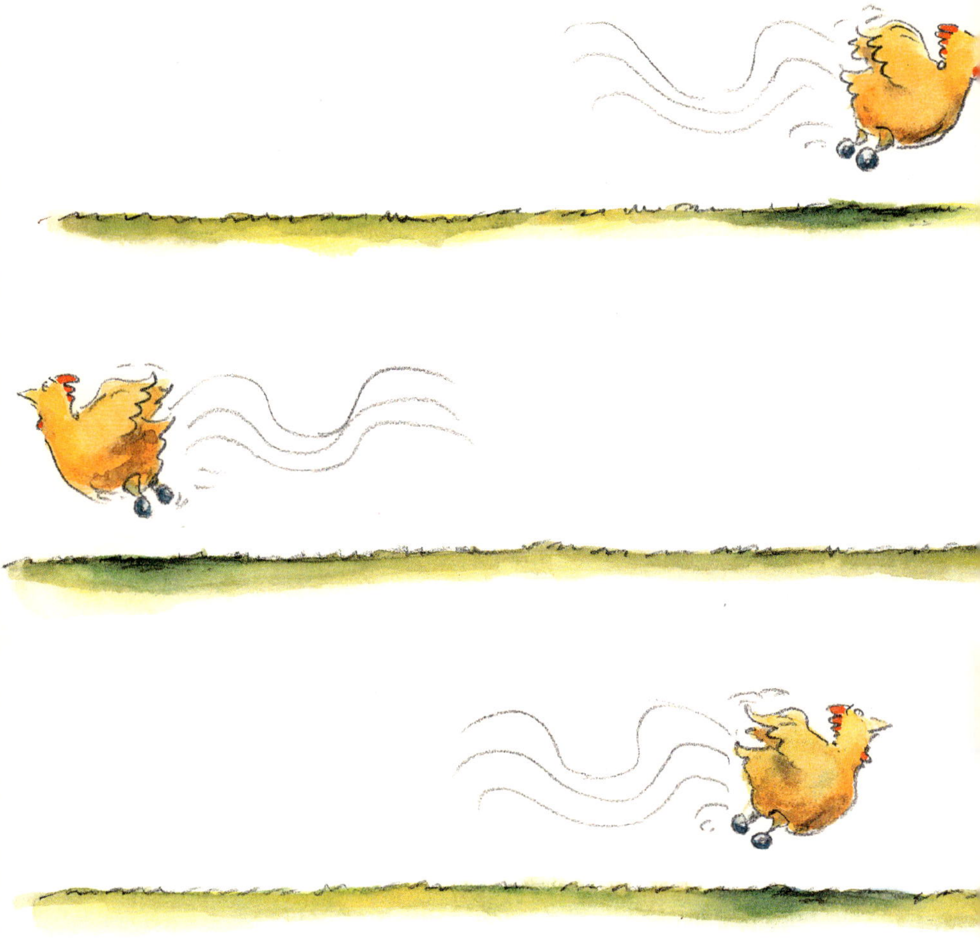

Ab 32. Woche: Möglichst keine Flugreisen mehr antreten. Mit zunehmendem Gewicht und Umfang fällt Ihnen das Abheben sowieso immer schwerer. Unternehmen Sie ersatzweise lieber geistige Höhenflüge.

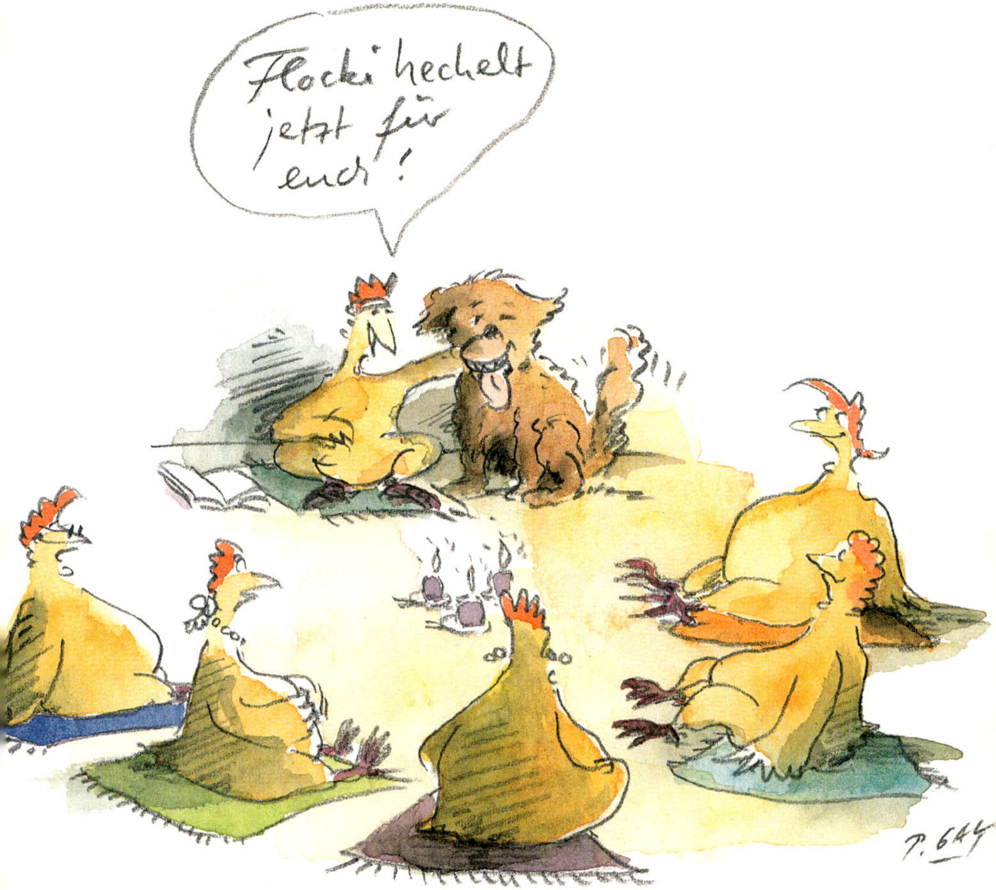

Viele Wege führen mittlerweile zur sogenannten ›sanften Geburt‹. In Kursen wie ›Hecheln und Lächeln‹ oder ›Besser Pressen durch richtiges Essen‹ versuchen Spezialisten, Ihnen gehaltvolle Inhalte in mundgerechten Stücken zu servieren. Halten Sie es bei der Zusammensetzung Ihres Geburtsvorbereitungsprogramms wie mit der Zusammenstellung Ihres babygerechten Speiseplans: schlucken Sie nichts, was Ihnen nicht richtig erscheint.

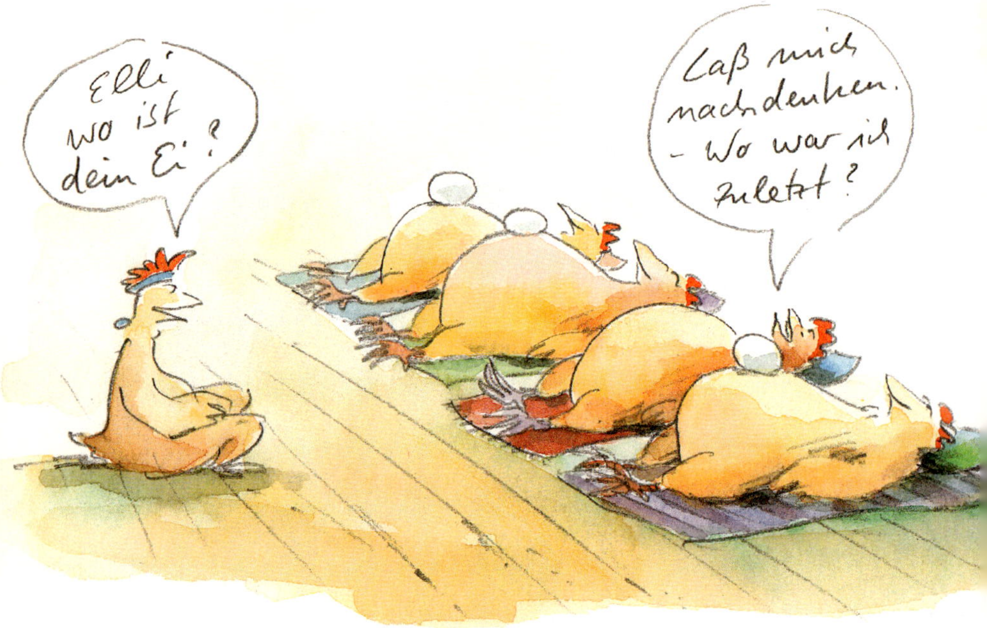
Elli wo ist dein Ei?
Laß mich nachdenken. - Wo war ich zuletzt?

Natürlich können Sie auch schon in den Wochen vor der Geburt Ihr Baby hin und wieder Ihrem Mann, Ihrer Mutter oder der besten Freundin anvertrauen, wenn es da genügend Wärme bekommt. Zu den geburtsvorbereitenden Kursen jedoch sollten Sie nie ohne erscheinen, Hebammen sind da eigen.

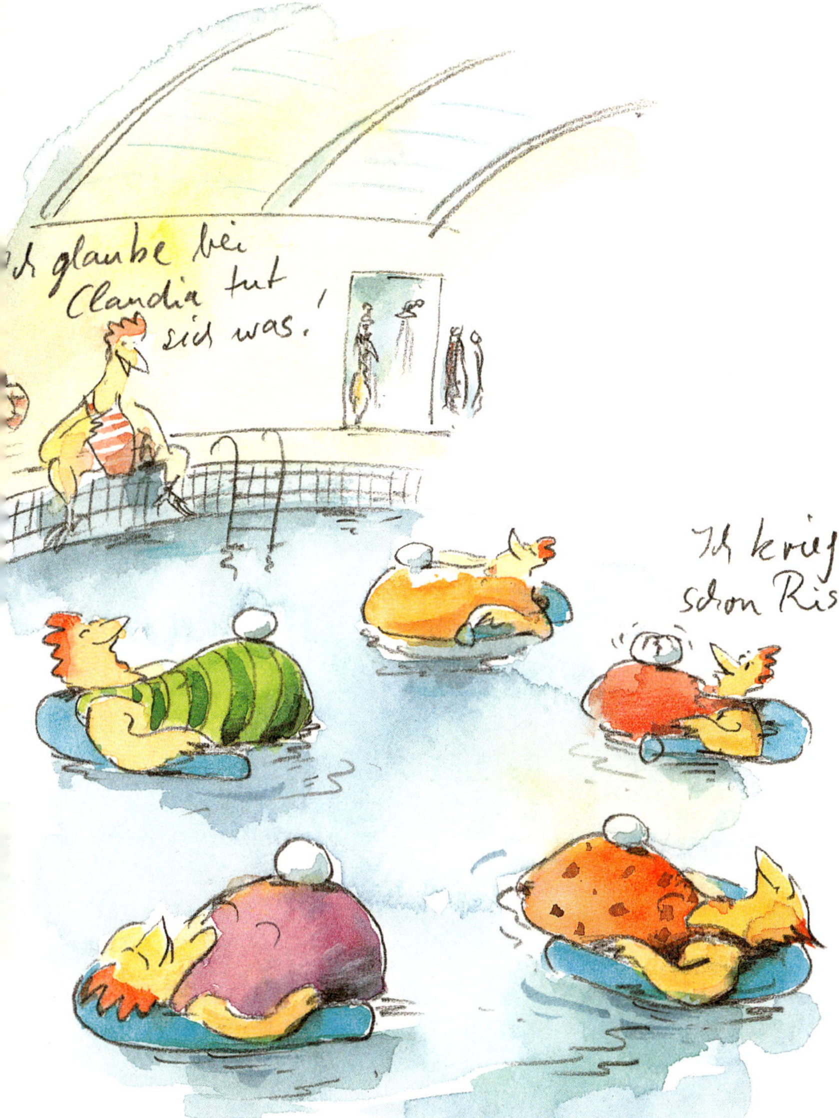
glaube bei Claudia tut sich was!
Ich krieg schon Risse!

Falls Sie jetzt allmählich Platzangst bekommen: keine Sorge. Sie platzen zwar langsam aus allen Nähten, aber bevor wirklich ihr Bauch platzt, platzt erstmal die Fruchtblase (und Ihr Hahn vor Stolz und die Freundinnen vor Neugier).

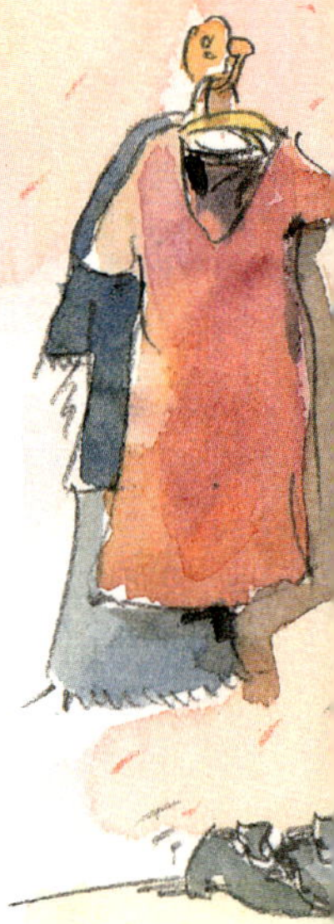

Langsam heißt es Köfferchen packen.
Während die Männer immer nur an das
Eine denken, quälen Sie sich mit der großen Frage:
Was zieh' ich am Geburtstag meines Kindes bloß an?
Erfahrene Hebammen antworten: Wenig! Was soll's –
das kleine Schwarze passt sowieso frühestens in ein
paar Wochen wieder.
Die Grundausstattung für postnatale Pyjama-Parties sieht
etwa so aus: Nachthemden, Slips, Bademantel, ein paar
Latschen und die Zahnbürste. Das alles müssten Sie bequem
in zwei bis drei Koffern unterbringen, die Ihr Mann für Sie
tragen wird, falls Sie Geburtsarbeitsteilung vereinbart haben.

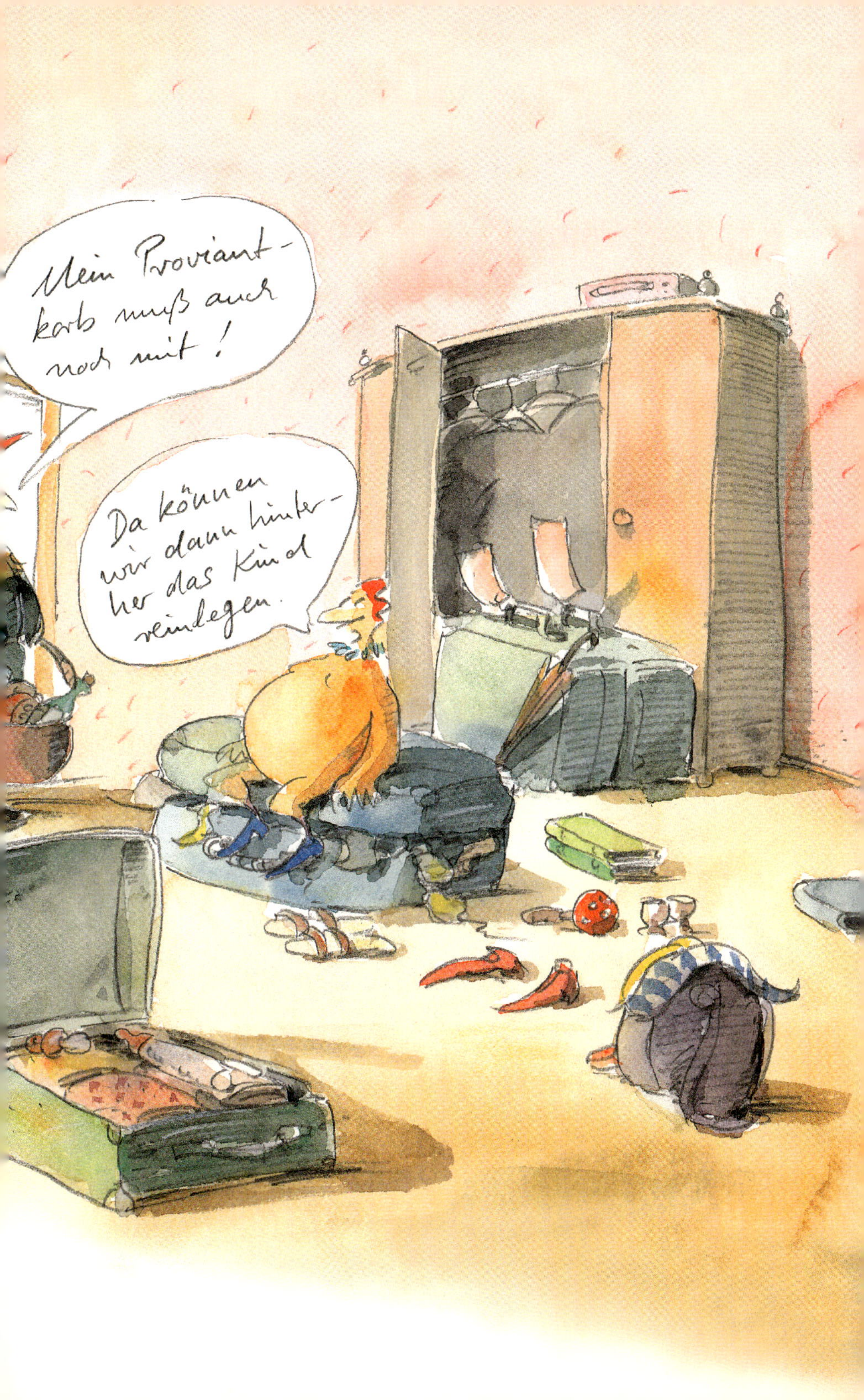
Mein Proviantkorb muß auch noch mit!
Da können wir dann hinterher das Kind reinlegen.

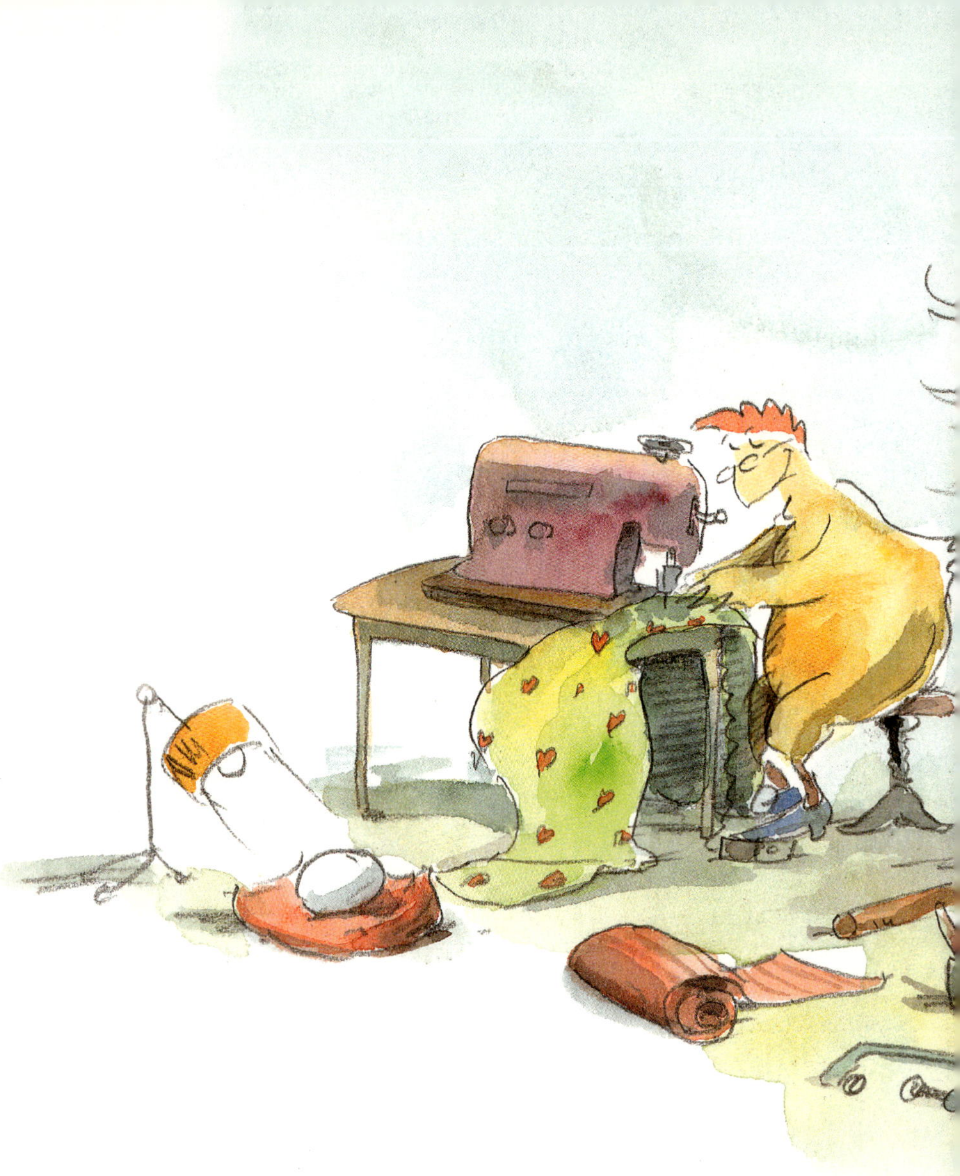

Mit dem unaufhaltsamen Näherrücken des Geburtstermins taucht natürlich auch die Frage auf: Wo wird das Kind schlafen, wenn es nicht ständig das Ehebett mit Ihnen teilen soll?
Nach alter Hühnertradition verbringen Sie die letzten Tage vor der Geburt beim gemeinsamen Nestbau.

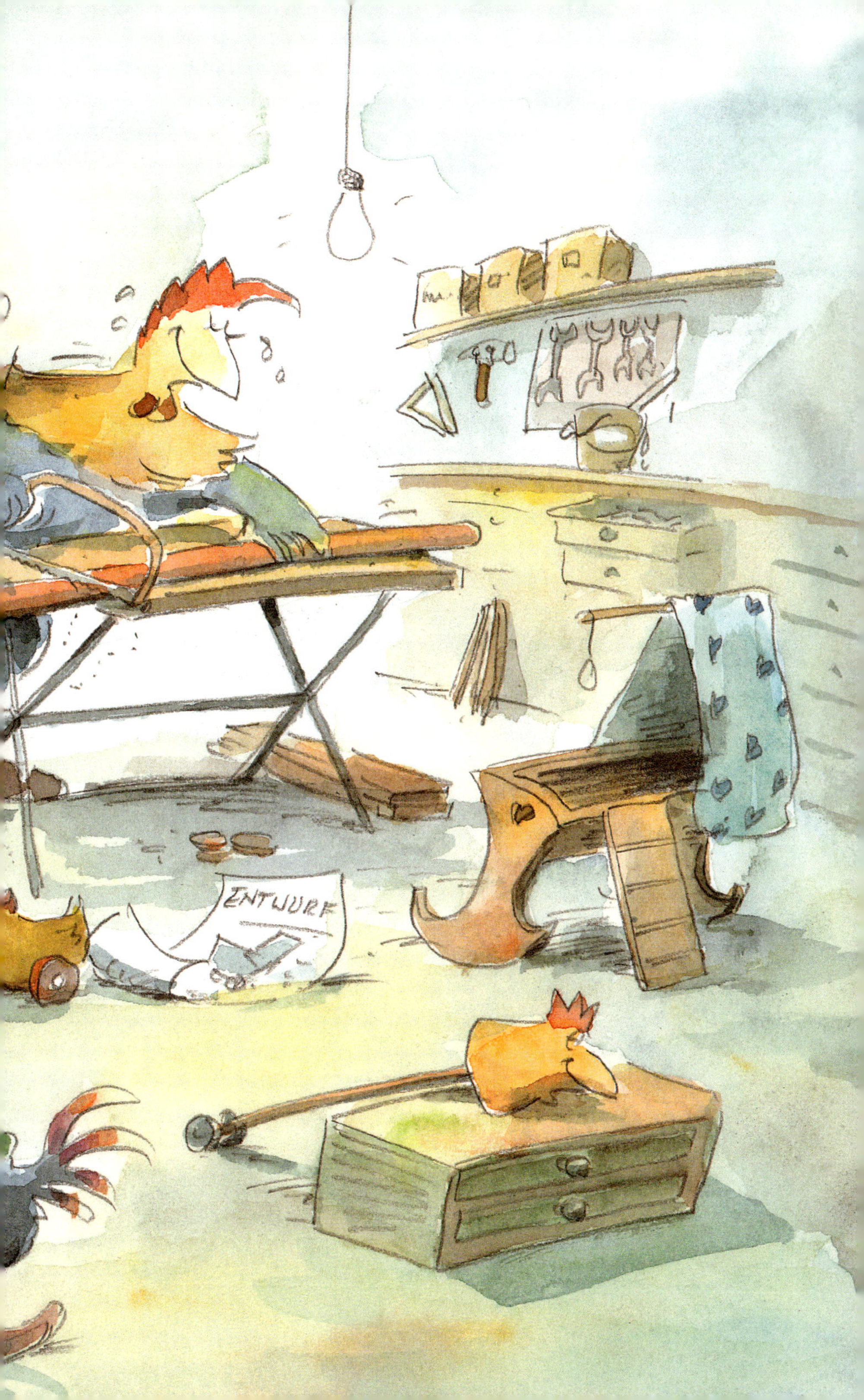
ENTWURF

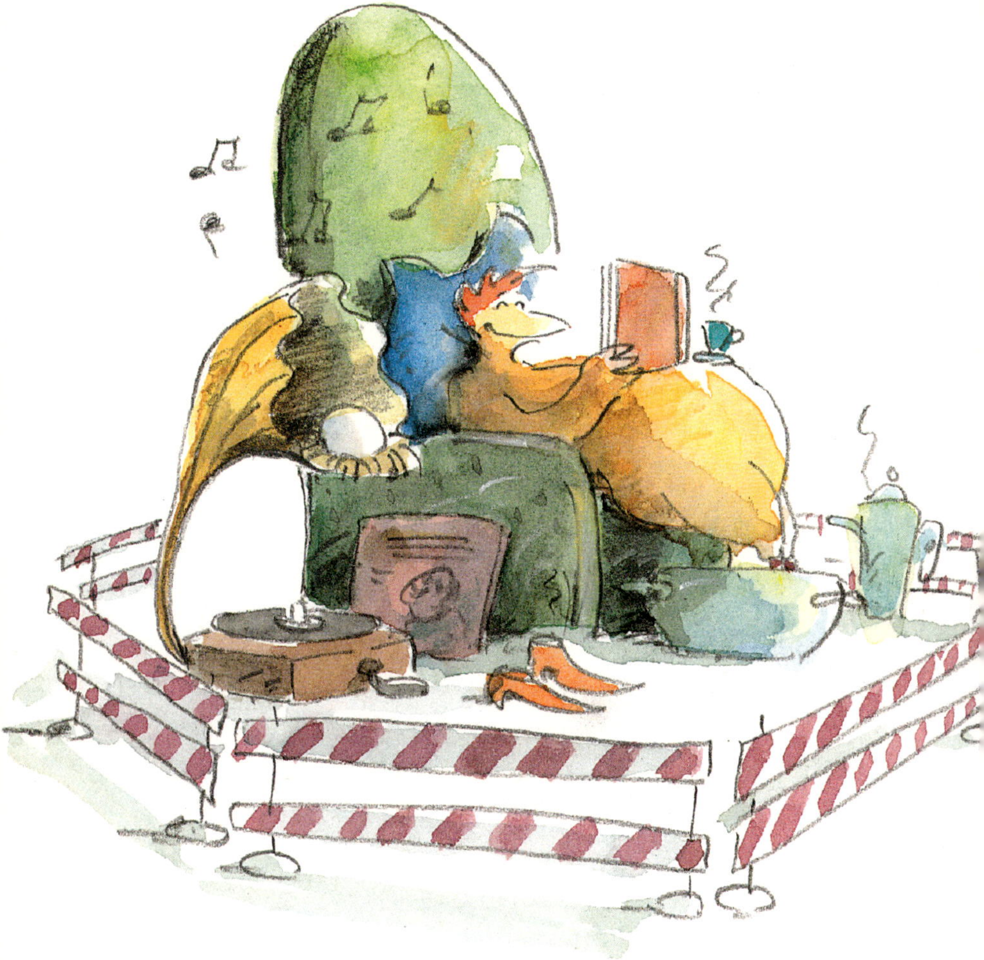

Rückzug in stressfreie Zonen: Legen Sie öfter mal die Beine hoch und eine schöne Platte auf. Noch haben Sie Zeit für einen dicken Schmöker, während Sie nach der Geburt eher in der Kurzgeschichtenabteilung landen werden.

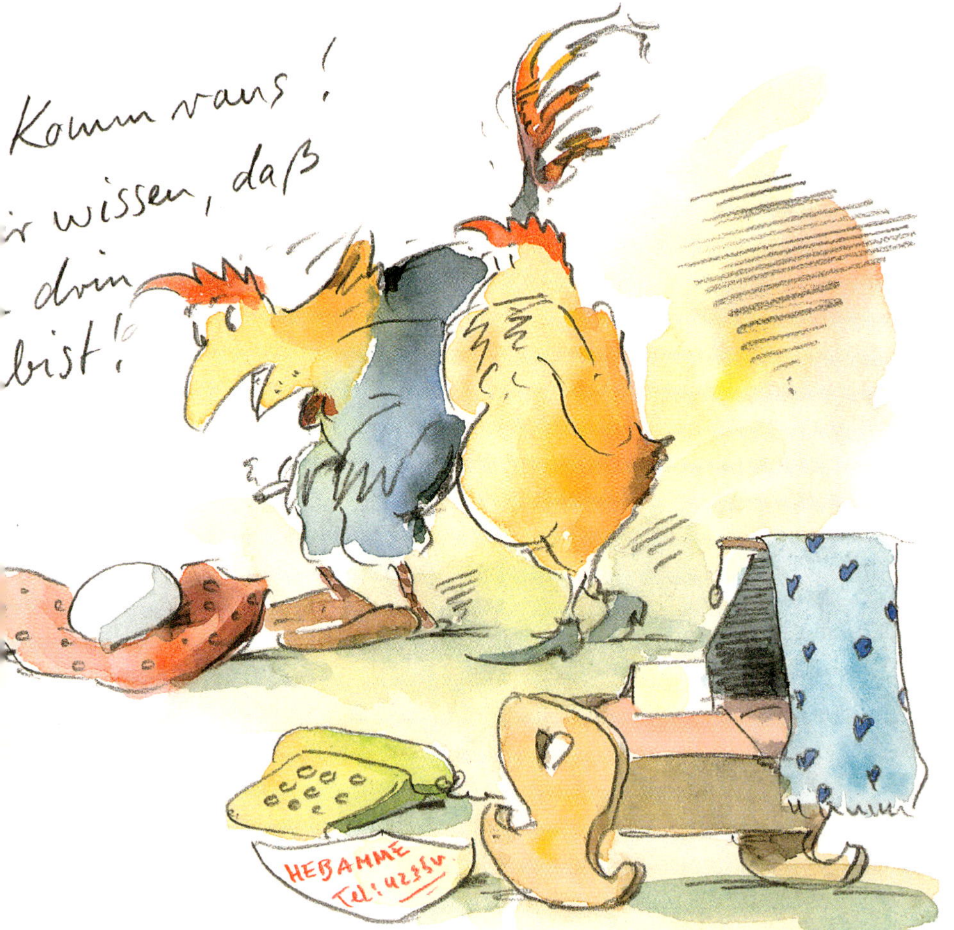

Monatelang hat man den errechneten Geburtstermin vor Augen, alles ist vorbereitet. Köfferchen gepackt, Kinderzimmer perfekt, Karl-Heinz hat extra freigenommen und dann das: Der Termin verstreicht und nichts passiert. Was tun? Lassen Sie Ihrem Kind noch ein bißchen Zeit, um sich für sein erstes Rendezvous mit Ihnen in Schale zu werfen. Machen Sie das Gleiche und genießen Sie die letzten Stunden zu zweit.

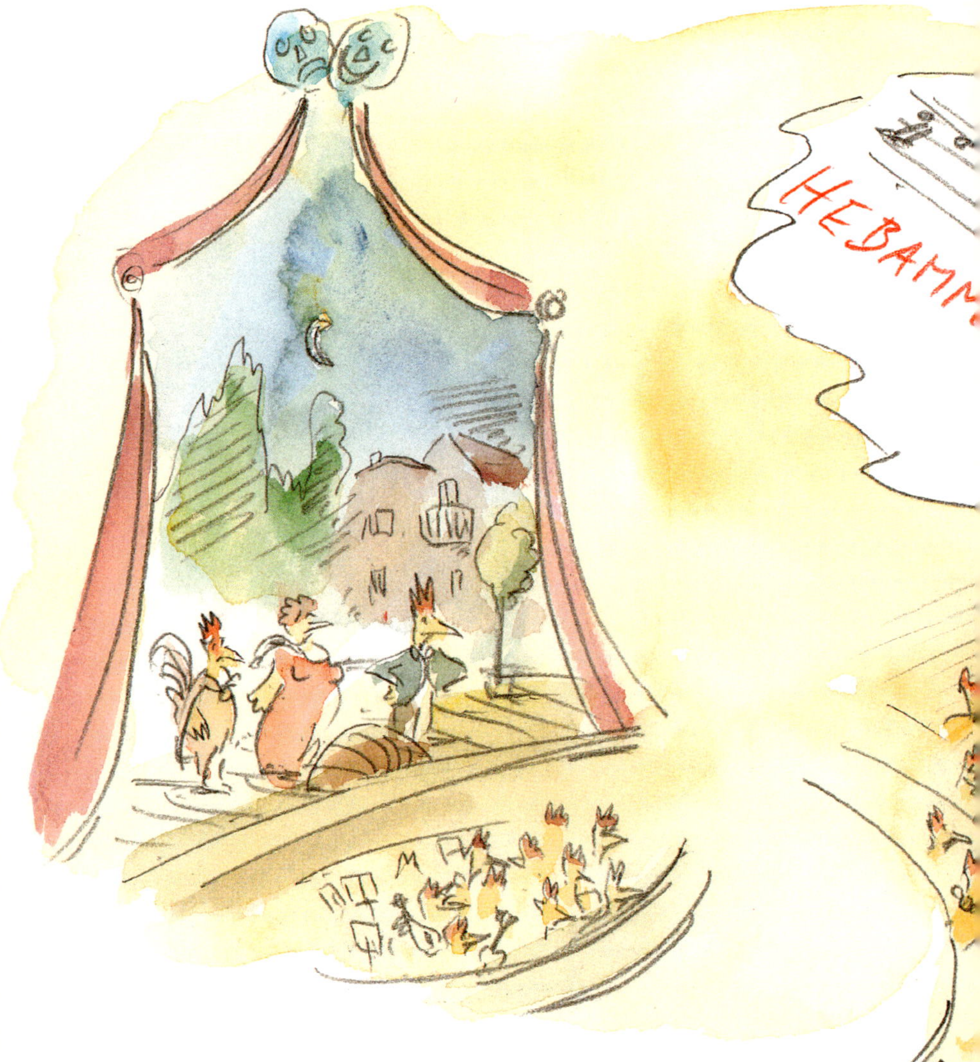

Vorhang auf zur ersten Wehe!
Egal, wo Sie sich in diesem Augenblick befinden, Sie stehen jetzt im Rampenlicht. Auch wenn dieser letzte Akt eine Premiere für Sie sein sollte, gibt es keinen Grund, Lampenfieber zu haben. Sie hatten neun Monate Zeit, sich auf den großen Auftritt vorzubereiten und der jugendliche

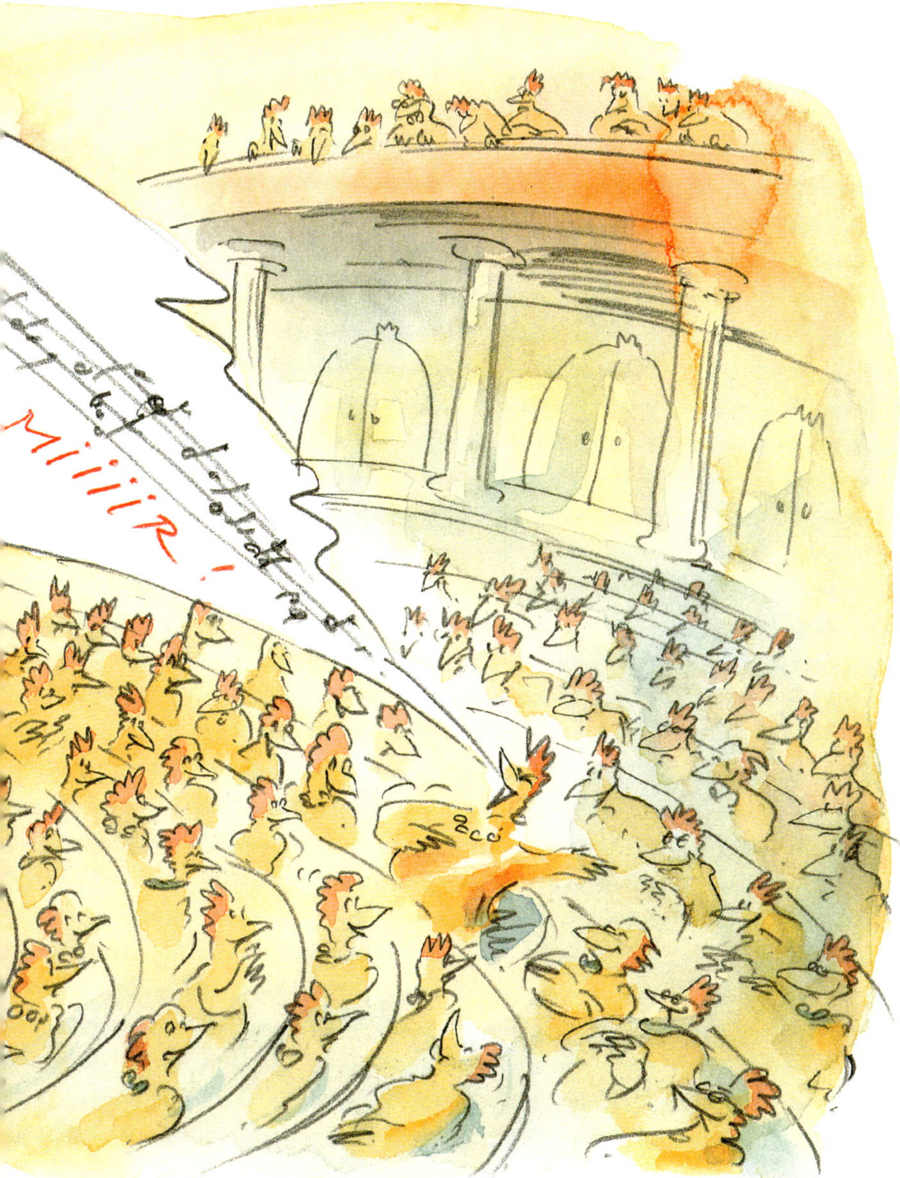

Held an Ihrer Seite wartet vielleicht schon darauf, auch einmal eine tragende Rolle übernehmen zu können. Ihr Auftritt, bitte …

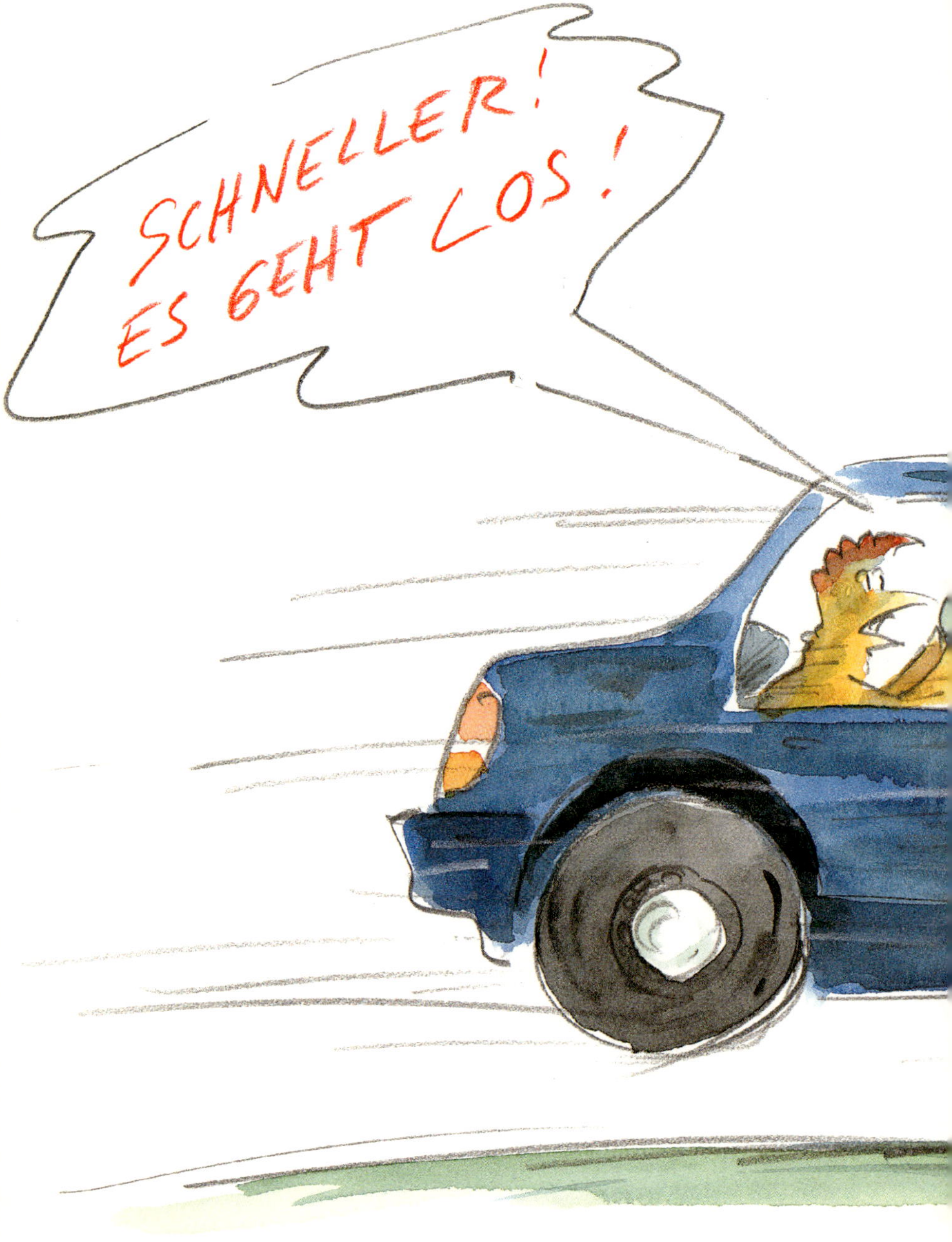
SCHNELLER! ES GEHT LOS!

Jetzt wird's ernst.

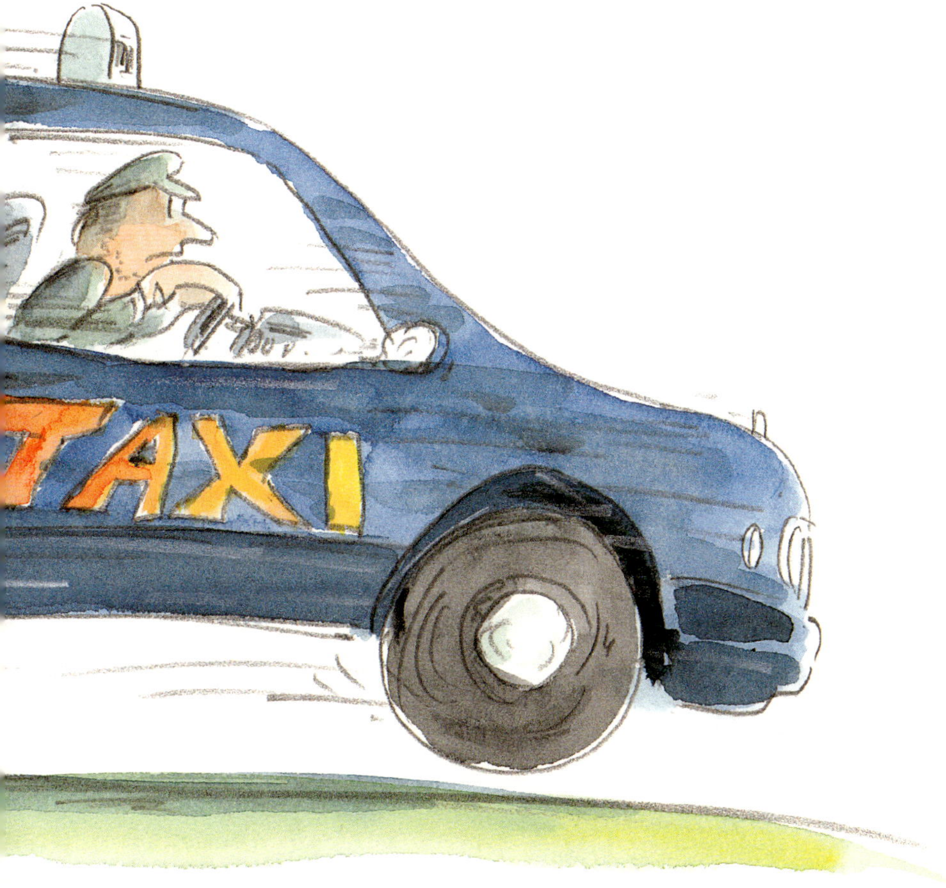

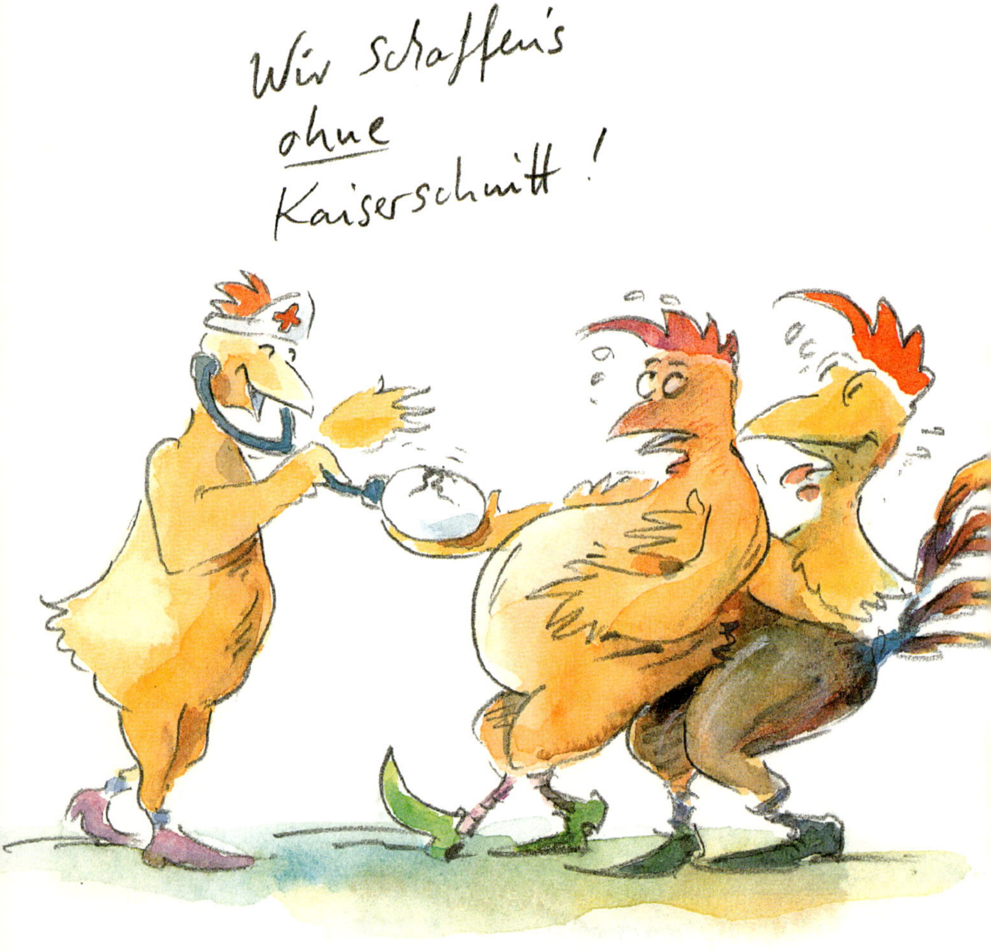

Im Krankenhaus angekommen, nimmt Sie gleich die Hebamme unter ihre Fittiche. Die Lage des Kindes wird als erstes gecheggt. Danach die Öffnung des Muttermundes und die Wehenabstände.

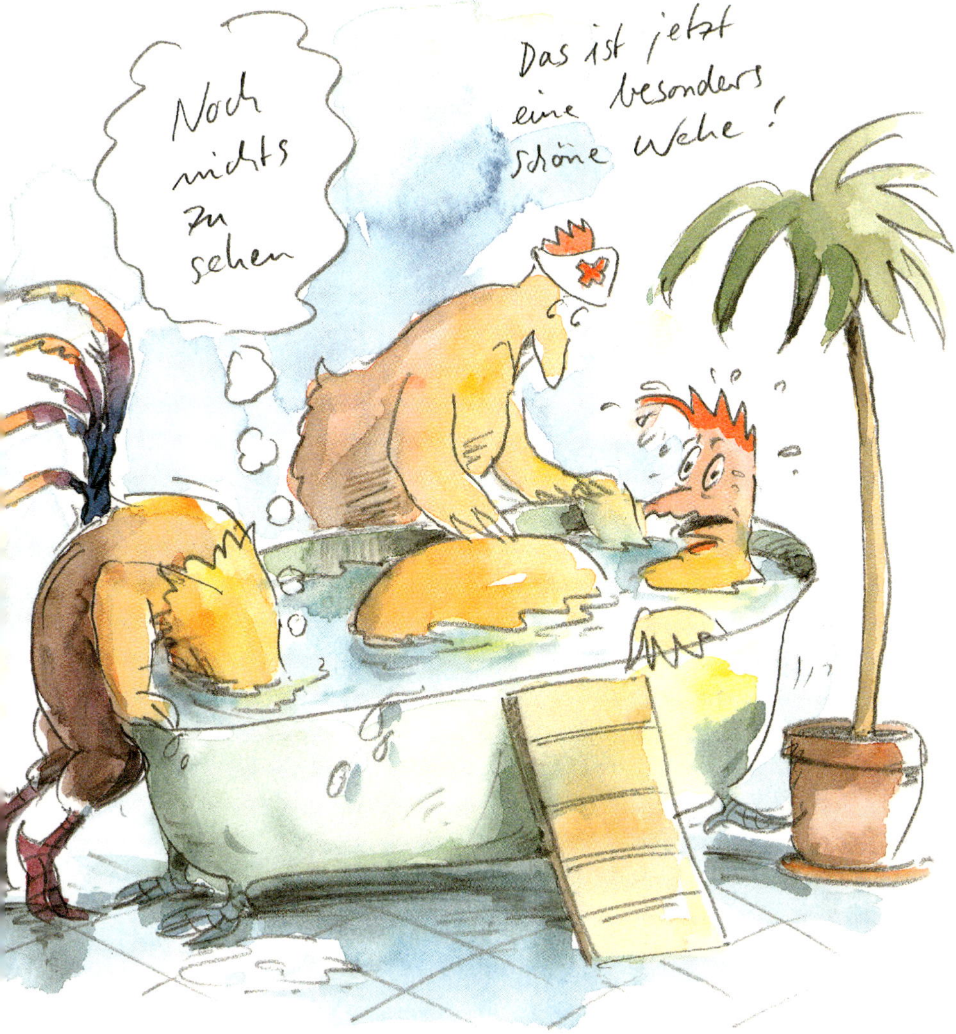
Noch nichts zu sehen
Das ist jetzt eine besonders schöne Wehe!

Da trotz großer Abstände die Wehen schon ordentlich weh-tun, schlagen wir Ihnen erst einmal ein Entspannungsbad vor, dazu einen Drink Ihrer Wahl und eine Rückenmassage. Spätestens nach einer Stunde fällt Ihrem Mann der Picknick-korb ein, der noch zuhause steht. Ist er deswegen so nervös?

Wehen, wenn sie losgelassen!

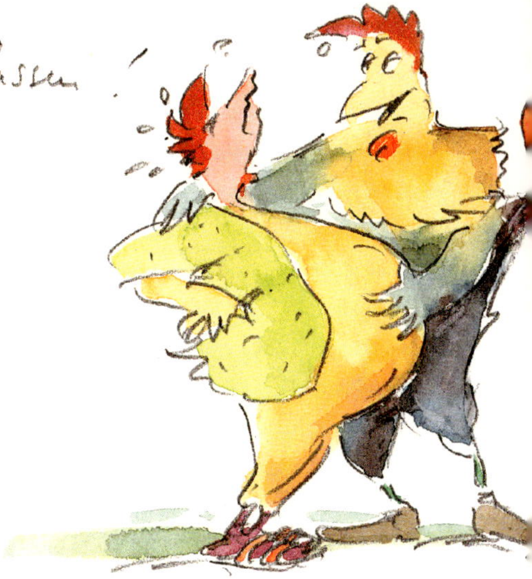

23 Uhr 5

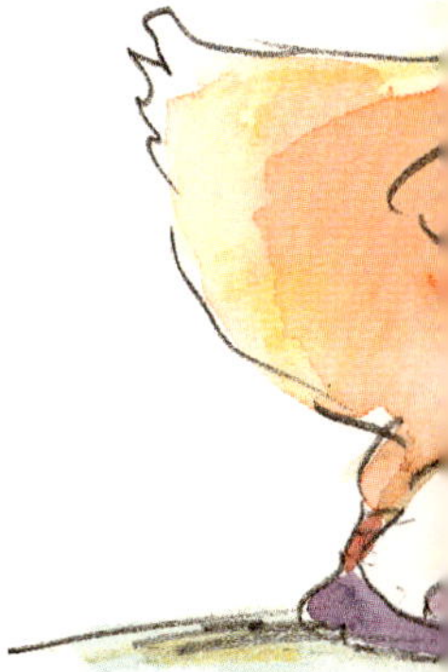

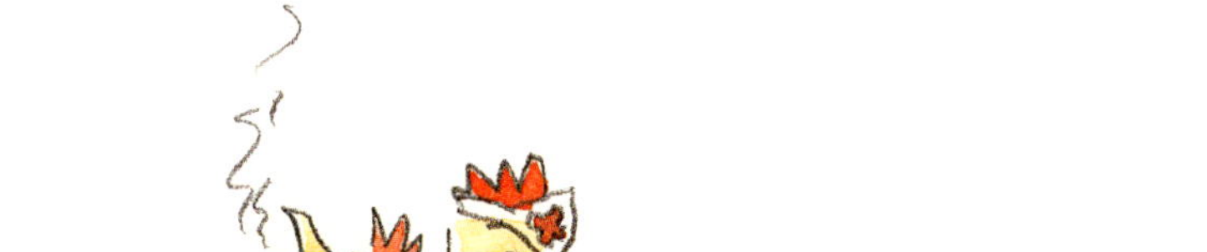

1 Uhr 40

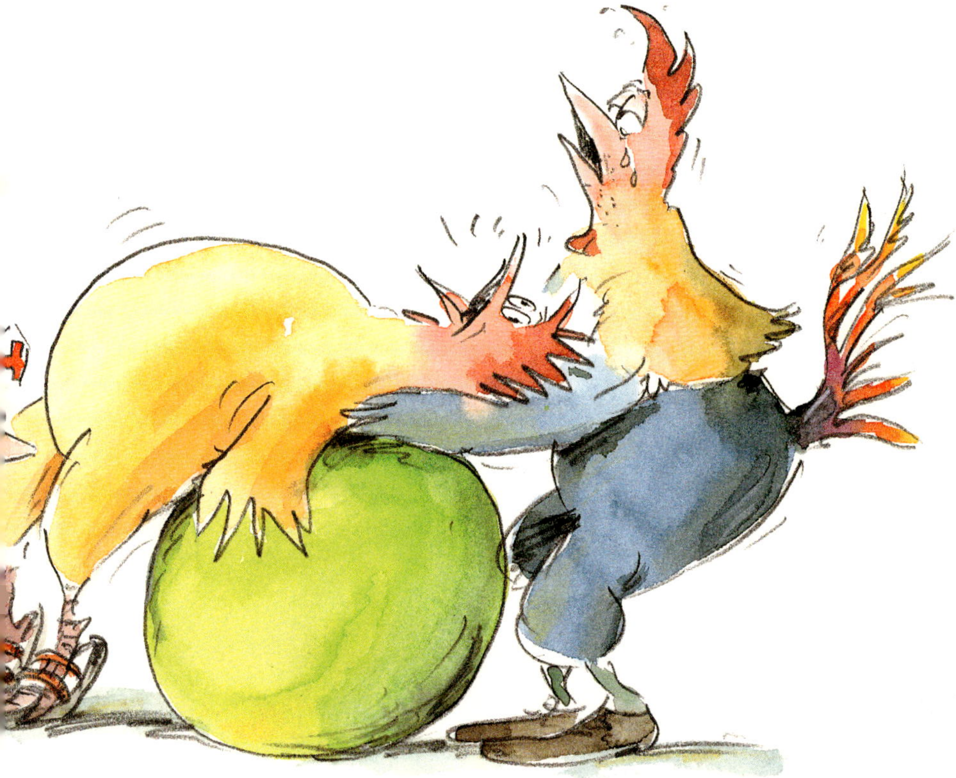

3 Uhr 25 bis 4 Uhr 38

Und dann plötzlich, genau 4 Uhr 39 Ortszeit: Mit einem Schlag ist aller Schmerz und jede Anstrengung vergessen. Das Küken ist ganz aus dem Häuschen und Sie erst recht. Herzlichen Glückwunsch zum schönsten Baby der Welt!

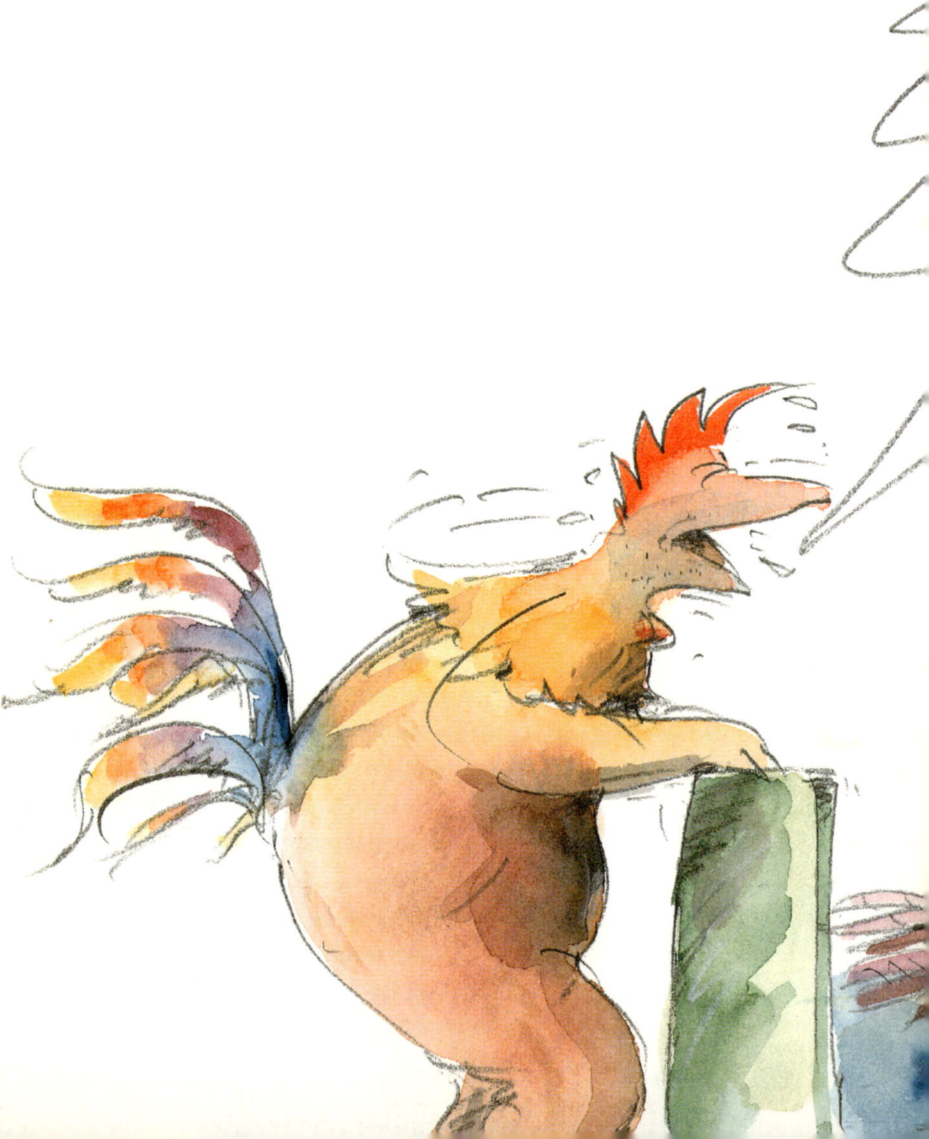

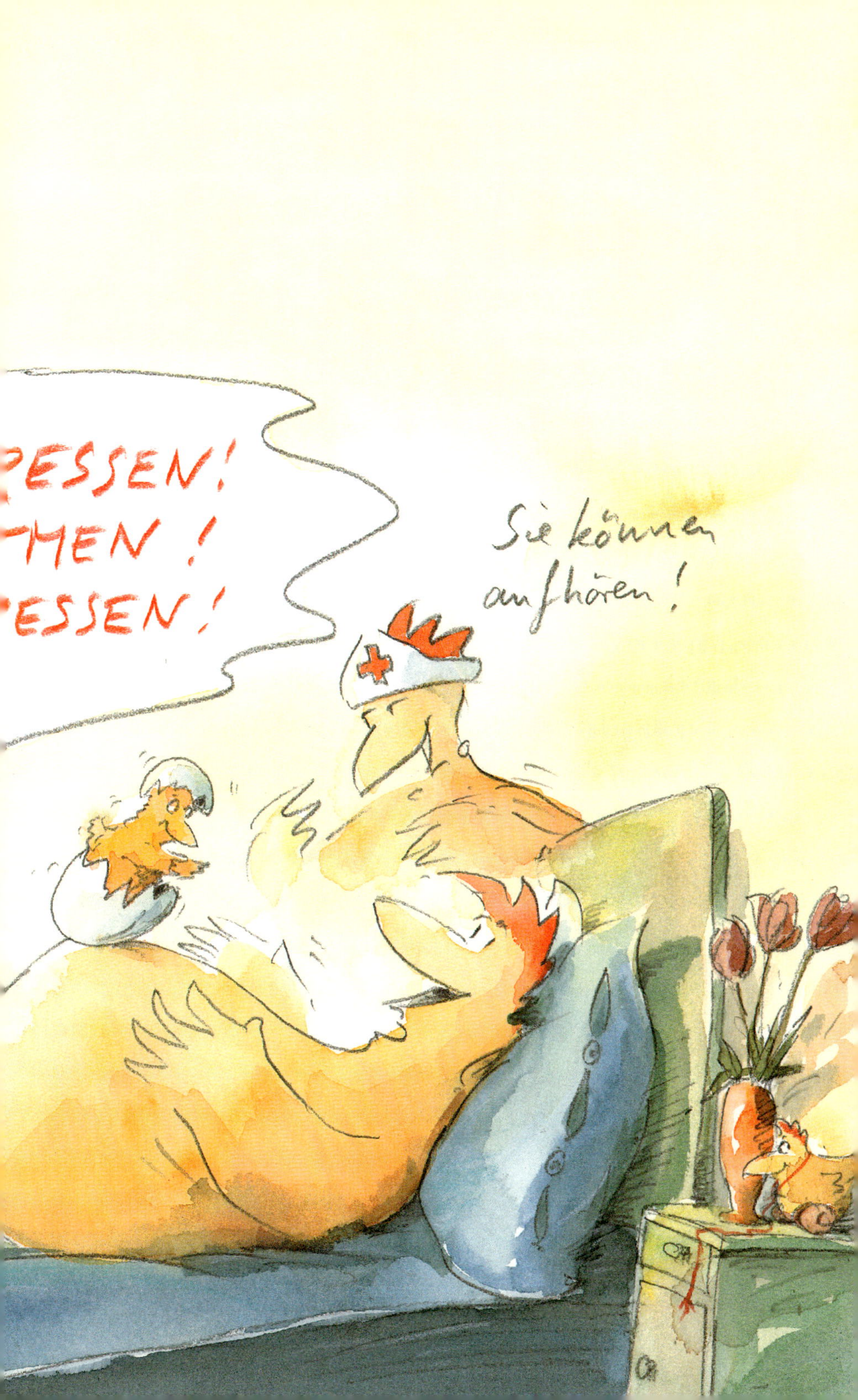

Sie können aufhören!

Kurze Verschnaufpause
für alle Beteiligten.
Aber schon bald kommt
der Verdacht auf, daß die
letzten neun Monate nur
das Warm-Up waren für
die Herausforderungen,
die jetzt vor Ihnen liegen.
Zähne, zweite Zähne,
dritte Zähne und
dazwischen noch
ein oder zwei
andere Dinge …

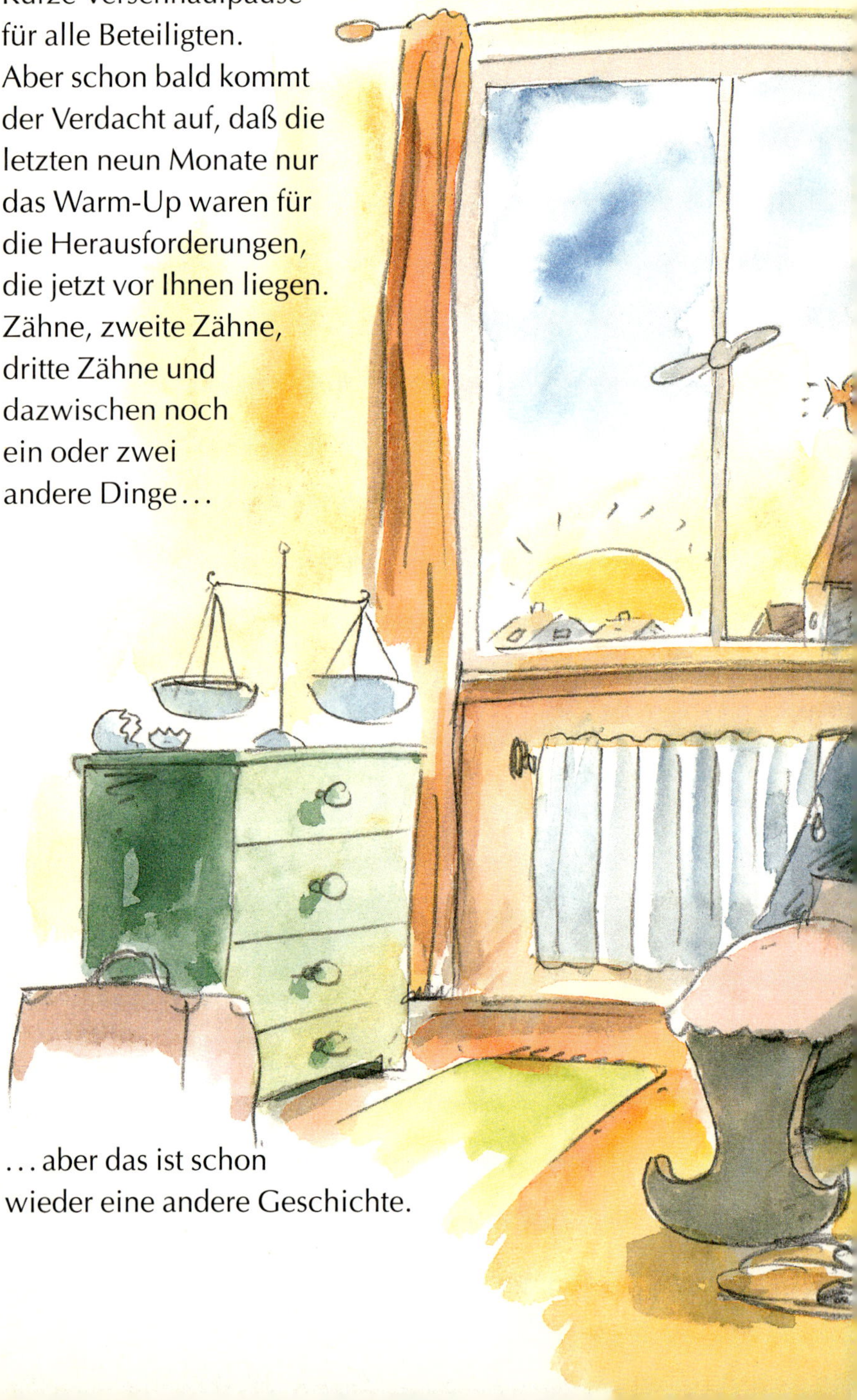

… aber das ist schon
wieder eine andere Geschichte.

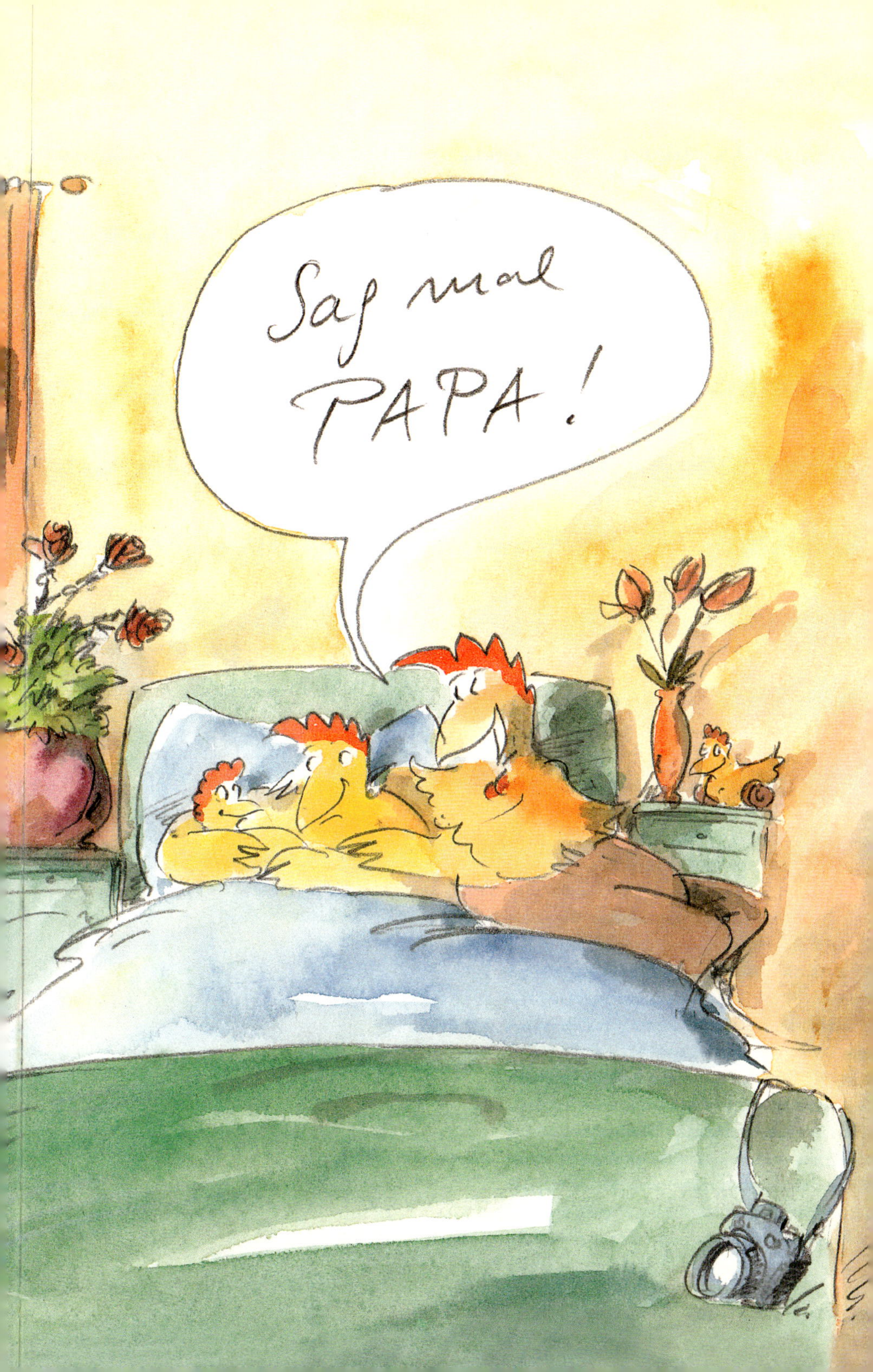
Sag mal PAPA!

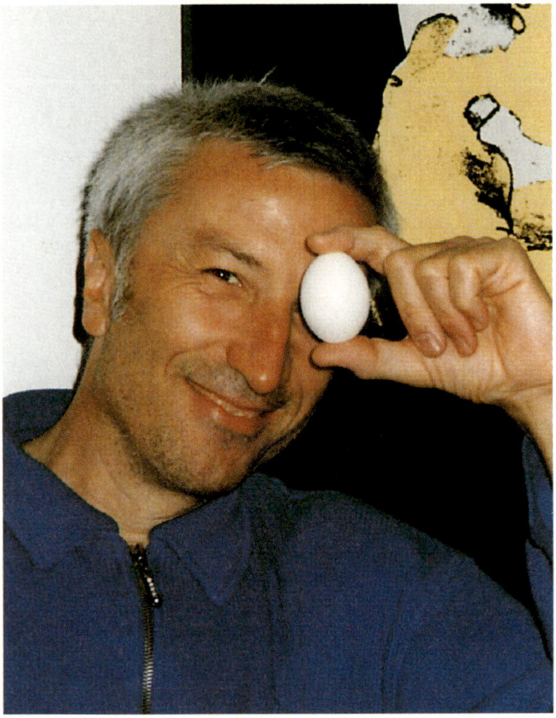

Peter Gaymann

geboren 1950 in Freiburg im Breisgau, gehört zu den erfolgreichsten deutschen Cartoonisten. Seine unverwechselbaren Zeichnungen und Drucke – Hühner sind ihr Markenzeichen – sind in vielen Ausstellungen im In- und Ausland zu sehen. Außerdem erscheinen sie regelmäßig in Magazinen wie *Stern, Brigitte, Bunte* und anderen. Gaymann lebt heute, nach mehrjährigem Aufenthalt in Rom, als freier Zeichner, Graphiker und Vater von zwei Kindern in Köln.

Nun ist es raus, das neue Buch.
Mittlerweile bin ich stolzer Vater von
15 Büchern und gehe schon wieder
schwanger mit einer neuen Idee.
Ein Buch zu veröffentlichen, ist nicht
immer eine leichte Geburt,
und erfahrene Geburtshelfer gehören
stets dazu. Dafür, daß dieses Mal
alles wunderbar flutschte, möchte
ich mich bei Katrin Klink und
Andrea Wehling herzlich bedanken.
Mit ihren Ideen und Erfahrungen
haben sie mir über so manche Wehe
hinweggeholfen.

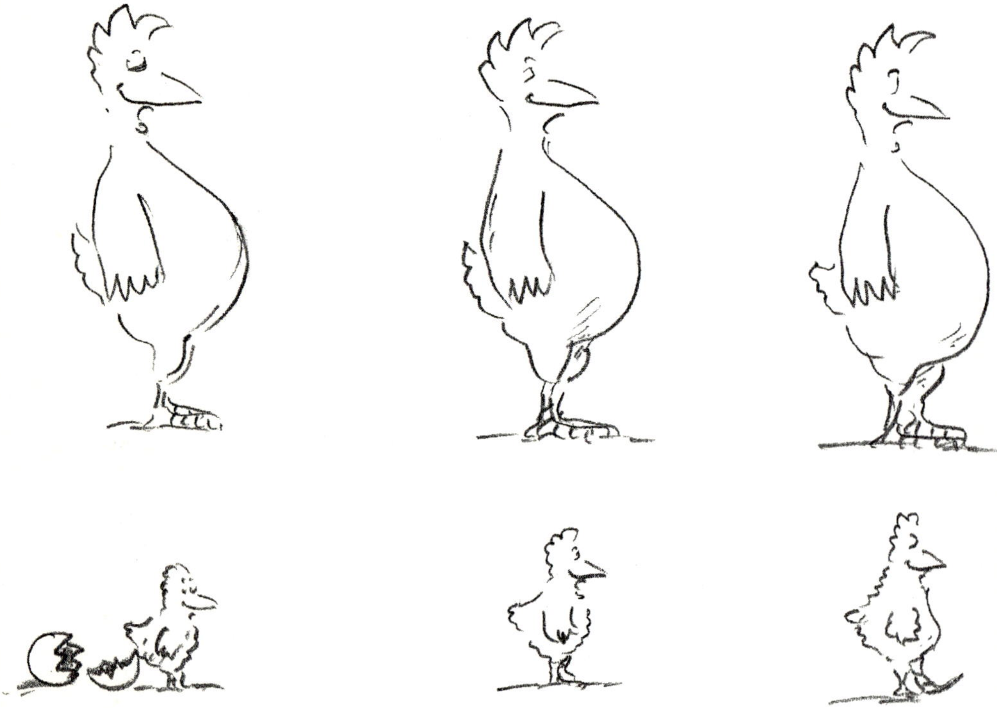

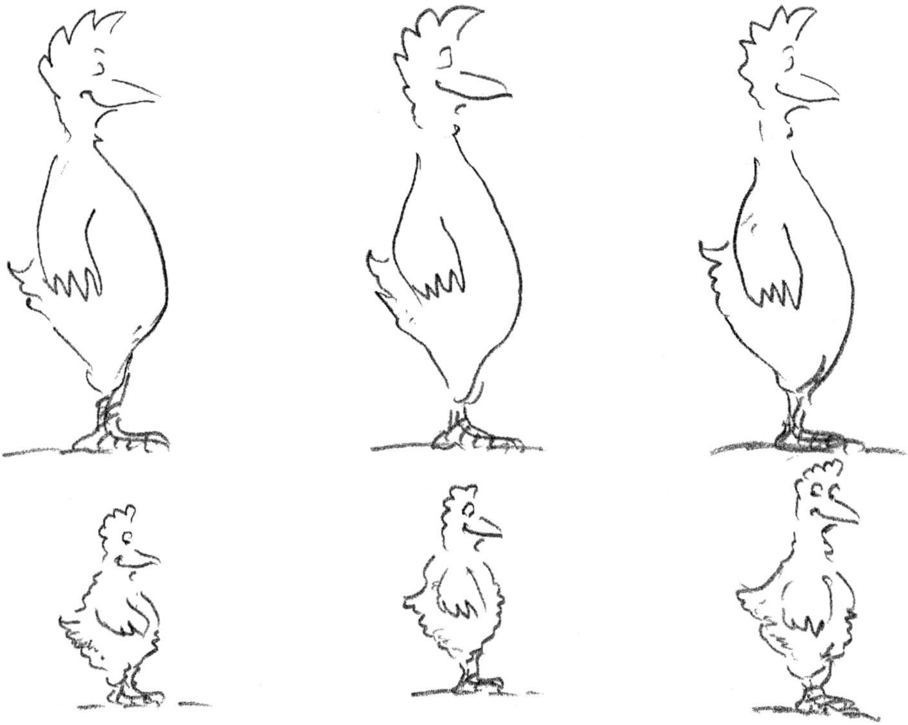